Schriftenreihe Naturheilkunde

DIE BIOLOGISCHE BEHANDLUNG DER NASENNEBENHÖHLENENTZÜNDUNG

Jürgen Flügge

Die biologische Behandlung der Nasennebenhöhlen-entzündung

Schriftenreihe Naturheilkunde [1]

Bisher erschienen in der Schriftenreihe Naturheilkunde:

Die biologische Behandlung der Nasennebenhöhlenentzündung [1]

Die biologische Behandlung der Arthrose [2]

Die biologische Behandlung des Reizdarms [3]

Die biologische Behandlung von Sodbrennen und Reflux [4]

3. erweiterte Auflage

ISBN-13: 9783837067842

Haftungsausschluß

Die Hinweise in diesem Buch dienen alleine der Information. Sie sind sorgfältig recherchiert, entsprechen jedoch nicht immer dem offiziellen Therapiestandard und ersetzen keinesfalls das Aufsuchen eines Arztes oder Heilpraktikers. Medikamente (Heilkräuter eingeschlossen) sollten niemals ohne Absprache mit Arzt, Apotheker oder Heilpraktiker eingenommen werden. Der Autor übernimmt keine Gewähr für die Vollständigkeit und Korrektheit der bereitgestellten Informationen, ebenso werden keine Garantien für die Wirksamkeit oder Zuverlässigkeit der genannten Mittel und Methoden gegeben. Eine Haftung des Verfassers für Personen-, Sach- und Vermögensschäden ist ausgeschlossen.

Herstellung und Verlag:
Books on Demand GmbH, Norderstedt

INHALT

Einleitung

Absicht und Ziel dieses Ratgebers der Schriftenreihe Naturheilkunde ist es zum einen, den diversen und zum Teil wenig bekannten Ursachen der chronischen Nasennebenhöhlenentzündung auf die Spur zu kommen. Auf der anderen Seite sollen die therapeutischen Möglichkeiten der Naturheilkunde, aber auch jene der Standardmedizin dargestellt werden. Diese Beachtung des konventionellen medizinischen Vorgehens erscheint mir notwendig, da Entzündungen der Nasennebenhöhlen aufgrund der räumlichen Nähe zum Gehirn gefährliche Komplikationen nach sich ziehen können. Andererseits steht die Versorgungsmedizin der chronifizierten Erkrankung relativ hilflos gegenüber. Verläßt man sich immer wieder auf die im akuten Fall ja meist gut wirksamen Antibotika und abschwellenden Nasensprays, ist die Abhängigkeit von derartigen Medikamenten vorprogrammiert, während eine Ausheilung des Leidens in immer weitere Ferne rückt.

Im zweiten Abschnitt des Bandes wird deshalb die Palette der erfolgversprechenden naturheilkundlichen Behandlungsmöglichkeiten vorgestellt, um welche die medizinische Standardtherapie ergänzt und durch die sie eventuell ersetzt werden kann. Ein Großteil der biologischen Mittel und Methoden ist erprobt und mehr oder weniger untersucht worden, selbst wenn sich die Versorgungsmedizin aus Rationalisierungsgründen nicht zu ihnen bekennt, sie teilweise ignoriert oder ablehnt. Tatsächlich sind isoliert angewendete pflanzliche Mittel und naturheilkundliche Methoden nicht immer hilfreich und können mit chemisch definierten Pharmaprodukten kaum mithalten, erst bei langfristiger, kombinierter oder aufeinander folgender Anwendung zeigt sich die nachhaltige Wirksamkeit der naturheilkundlichen Methoden im Sinne einer tiefgreifenden Ausheilung. Besonders hervorgehoben werden in diesem Buch Verhaltensänderungen im Alltag – zusammen mit umstimmenden Maßnahmen wie der Klimakur, der Ernährungsumstellung, der Frischsaftkur oder des Fastens sowie spezifischen Maßnahmen aus dem Bereich der Pflanzenheilkunde.

Es ist dabei offensichtlich, daß der Erfolg der biologischen Therapie mit dem Ausmaß der Eigeninitiative steht und fällt. Wunderheilmittel gibt es nicht, auch in der Naturheilkunde wird nur mit Wasser gekocht. Erst ein möglichst umfassendes naturheilkundliches Konzept, das die Besonderheiten des Einzelnen berücksichtigt, ermöglicht eine anhaltende Besserung der chronischen Nasennebenhöhlenentzündung. Durch die Mitarbeit des aufgeklärten Patienten an der eigenen Heilung heben sich die Vorstellungen der Naturheilkunde von den Konzepten der etablierten Medizin ab. Hierzu bildet das Wissen um die Krankheits- und mehr noch um die Gesundheitszusammenhänge die Grundlage, weshalb diese im ersten Abschnitt auch ausführlicher beschrieben werden.

In der Heilkunde hat sich seit einigen Jahren der Begriff der 'Salutogenese' (lat. Salus=Gesundheit) eingebürgert. Salutogenese fragt nach den Wurzeln der Gesundheit und will diese durch Stärkung der inneren Ressourcen und der Selbstregulation fördern, während die Versorgungsmedizin sich im wesentlichen für die Pathogenese interessiert, die Wurzeln der Krankheit, um diese möglichst auszumerzen. Die heutigen pharmazeutischen und chirurgischen Behandlungsansätze entstammen dabei alle dem Konzept der Pathogenese. Sie zielen immer präziser auf genau umrissene Krankheitsbilder, legen jedoch keinen Wert auf die Förderung des inneren Kohärenzgefühls beim Patienten und die Selbstregulation des Organismus. Dies Vorgehen der Versorgungsmedizin hat im allgemeinen zur Folge, daß die Symptome bei Absetzen der Medikamente von neuem oder in veränderter Form auftreten. Chronische Krankheitsverläufe werden auf diese Weise modifiziert, akute Symptome zeitweilig kupiert, eine definitive Ausheilung findet jedoch meist nicht statt. Die medizinische Standardtherapie läßt sich vielleicht am ehesten mit dem Ausschalten eines Brandmelders gleichsetzen, während es doch darum gehen sollte, dem Feuer die Nahrung zu entziehen.

Die naturheilkundliche Therapie eines chronischen Geschehens erfordert dagegen zusätzlich zur gezielten Behandlung der jeweils im Vordergrund stehenden Symptomatik auch eine umfassende und ganzheitliche Grundsanierung des Gesamtsystems, was synergistisch durch physikalische, allgemein aufbauende und kräftigende Maßnahmen sowie naturheilkundliche Mittel angestrebt wird. Die unspezifischen Maßnahmen der Naturheilkunde sind im Sinne der Salutogenese wirksam und zeigen für viele gesundheitliche Probleme andere Lösungen auf. Da die Naturheilkunde eine Regulation der Zusammenhänge des gesamten Organismus anstrebt und nicht die Bekämpfung von Symptomen, kann sie bei verantwortungsgemäßer Durchführung und Beobachtung des Heilungsverlaufs auch keine weiteren Schäden setzen. Die in diesem Buch benannten Möglichkeiten der biologischen Behandlung sollten allerdings nicht „auf eigene Faust" und schon gar nicht ohne vorherige Abklärung und Diagnose der Erkrankung durch einen Arzt angewendet werden. Wenngleich die Naturheilkunde fast immer schonend und langfristig effektiv hilft, läßt sich die richtige Diagnose und der Status der Erkrankung doch nur durch eine solide medizinische Untersuchung bestimmen. Vor allem die technische Kapazität der Versorgungsmedizin ist für die Diagnostik im Bereich der Nasennebenhöhlen unverzichtbar.

Naturheilkundliche, eigenverantwortliche Therapie im Sinne der Salutogenese ist nicht gleichzusetzen mit der in den Medien proklamierten Eigenbehandlung von Krankheiten. Nach den Empfehlungen der Pharmaindustrie und mit Hilfe von Illustrierten und des Internets soll sich der mündige Patient heute möglichst weitgehend selbst kurieren. Werbung für Arzneimittel, noch in den achtziger Jahren fast ausschließlich auf Ärzte zielend, wird jetzt immer mehr auf die Endverbraucher zugeschnitten. Der Erlös aus frei verkäuflichen Arzneimitteln gleicht vor allem die Umsatzeinbußen der Pharmazie aus, die durch den zunehmenden Sparzwang im Gesundheitswesen entstanden sind. Die Patienten gehen jedoch mit freiverkäuflichen Medikamenten mehr oder weniger bewußt das Risiko ein, von den renditeträchtigen pharmazeutischen Segnungen abhängig zu werden. Die tieferliegenden Ursachen der Erkrankungen werden auf diese Weise nicht erfaßt und somit auch nicht kuriert. Viele rezeptfrei erhältliche, apothekenpflichtige Mittel wie etwa die beliebten, abschwellenden Nasensprays, womöglich noch mit konservierenden, gesundheitsschädlichen Stoffen „angereichert“, haben außerdem bei längerem Gebrauch gravierende Nebenwirkungen. Der Solidarversorgung unseres Gesundheitssystems werden bei zunehmender Selbstmedikation mit solchen Mitteln jedoch zunächst Kosten erspart, denn der Patient geht in diesem Falle nicht zum Arzt und bezahlt komplett aus eigener Tasche.

Anstelle dessen wäre eine Hinwendung zu biologischen Mitteln und Methoden dringend erforderlich. Gesunde Ernährung, ausreichende Ruhephasen, Atmung und Bewegung, die gesamte Lebensführung müßten überdacht werden. Die richtige Antwort auf die Zunahme chronischer Erkrankungen wäre eine individuelle und gewissenhafte Gesundheitserziehung durch Gesundheitsberater und Ärzte. Diese gehen allerdings immer mehr in ihrer Rolle als Krankheitsmanager auf und können ihre eigentliche Aufgabe – Stichworte: vertrauensvolles Zuhören, Berücksichtigung aller individuellen Aspekte der Krankheit, Heilen in umfassendem Sinne – kaum noch wahrnehmen. Auch die Methodenwahl liegt nicht immer im Interesse des Patienten, sondern erfolgt teilweise nach kommerziellen Gesichtspunkten.

Sensiblere Patienten treten die Flucht vor diesen Zuständen an, indem sie sich Alternativverfahren wie der klassischen Homöopathie zuwenden. Der Homöopathie liegt als Idee der salutogenetische Gedanke zugrunde, es geht ihr um die Erweckung und Lenkung der Lebenskraft zur Überwindung von Krankheitssymptomen, um die Förderung der Kohärenz der Persönlichkeit. Da sie sich auf behelfsmäßige Medien (potenzierte Tinkturen, Zuckerkugeln und Verreibungen) verläßt, die zumal in höheren Potenzen keine nachgewiesene Wirkung besitzen, kann sie bestenfalls aus ihrer eigentümlichen Wunderaura und der Überzeugungskraft der homöopathischen Behandler wirken. Daß dies nichts Geringes ist in einer Zeit kalter, technisch-medizinischer Allmachtsphantasien, sei am Rande würdigend vermerkt. Die Rituale der klassischen Homöopathie beruhen auf der Empathie, dem Mitfühlen mit dem kranken Menschen, sie sind zeitlos und werden als Gegengewicht zur heute üblichen Dreiminutenmedizin mit ihren schematisierenden Einordnungen dringender denn je benötigt. Ins Zwielicht gerät die klassische Homöopathie allerdings aufgrund ihrer Verwendung unwirksamer Substanzen und ihrer unhaltbaren physikalischen Dogmen. Auch die neueren Erkenntnisse der Placebo-Forschung [1] widerlegen die Glaubenspositionen der Homöopathie. Im Abschnitt 'Mittel der Homöopathie' (→ S. 90) werden daher nur niedrig potenzierte Mittel erwähnt, die noch ursprüngliche Ausgangsstoffe in geringer Konzentration beinhalten.

Immer mehr in den Vordergrund der gesundheitlichen Beratung rückt heute das Internet. Wer medizinischen Rat sucht, wird im weltweiten Netz schnell fündig, verliert jedoch die Orientierung, wenn Fakten, Mutmaßungen und kommerzielle Interessen nicht zu unterscheiden sind. Einige ausgewählte Netzadressen mit passenden und meines Erachtens weitgehend zuverlässigen Informationen ergänzen die in diesem Buch gegebenen Tips und Ratschläge. Da im Internet vieles im Fluß ist, muß allerdings damit gerechnet werden, daß die eine oder andere Adresse nicht mehr abrufbar ist oder sich die Inhalte verschoben haben.

Ein kurzes Wort noch zum verantwortlichen Umgang mit den in diesem Buch gemachten Therapiemöglichkeiten: Die genannten Behandlungsmöglichkeiten sollten nie ohne Diagnose der Erkrankung oder ohne Absprache mit einem Arzt oder Heilpraktiker angewendet werden. Wenn auch die Methoden der Naturheilkunde fast immer schonend und langfristig effektiv sind, nur eine solide medizinische Diagnostik liefert objektive Befunde und die richtige Diagnose. Die im letzten Teil des Heftes vorgestellten Therapien sind ohnehin nur von einem naturheilkundlich eingestellten Behandler durchzuführen, der auch in der Lage sein sollte, die Erfolgsaussichten und eventuelle Risiken der jeweiligen Behandlungen zu bewerten.

Jürgen Flügge

Die Konzepte der Medizin

Die Entwicklung der Nasennebenhöhlen in der Kindheit

Die Nasennebenhöhlen des Kopfes sind bei der Geburt noch nicht voll angelegt, sie entwickeln sich während der Kindheit im Zuge der Ausformung des Gesichtsschädels. In den ersten Lebensmonaten finden sich dort, wo später die Ausführungsgänge der Nebenhöhlen in die Nase treten, zunächst nur minimale Schleimhautausstülpungen. Die kleinen Oberkieferhöhlen sind zum Ende des ersten Lebensjahrs, die Stirnbeinhöhlen jedoch erst nach etwa 10-12 Jahren belüftet. Sie geben der Stimme des Kindes allmählich eine größere Resonanz. Außerdem schränken sie das Gewicht des Kopfes ein, sie befeuchten und erwärmen die durch die Nase eingeatmete Luft. Der optimalen Belüftung der Nasennebenhöhlen kommt gerade in den ersten Lebensjahren eine besondere Bedeutung zu.

Für die Ausbildung des Kiefers ist das Saugen des Kleinkindes besonders wichtig. Man hat die Arbeit, die das Kind beim Stillen leisten muß, genau berechnet. Pro Saugakt wird eine Kraft von 70 g angenommen, was sich bei einjähriger Stillzeit auf 70.000.000 g (70 Tonnen) addiert. Diese gewaltige Kraft, ausgeübt von der Zungen-, Wangen- und Mundbodenmuskulatur, gibt dem Oberkieferdach eine bessere Wölbung und der Nasenscheidewand eine senkrechte Stellung, außerdem weitet sie den Nasenraum. Es wird also schon mit der Art der Ernährung – anstrengendes Saugen oder bequeme, schnelle Nahrungszufuhr über die Flasche – während des ersten Lebensjahres die Grundlage für eine spätere freie Ventilation der Nebenhöhlen gelegt. Auch wenn die optimale Nährstoffzusammensetzung der Muttermilch und die immunologischen Vorteile des Stillens den entscheidenden Vorteil des Stillens gegenüber dem Füttern von Kunstmilch ausmachen, sollte der rein mechanische Vorteil des kräftigeren Saugens bedacht werden. Wenn gestillte Kinder im allgemeinen seltener zu Bronchitis neigen, liegt das sicher zum Teil auch an einer so geschaffenen besseren Belüftung der oberen Nasennebenhöhlen, denn Infektionen im Kopfbereich haben die Tendenz, in die Bronchien abzusteigen.

Aspekte eines vielschichtigen Krankheitsbildes

Jede Nasennebenhöhle besitzt eine schmale Öffnung zum Nasenraum, über die sie belüftet wird. Normalerweise kann auch der in spezialisierten Zellen der Nebenhöhlen ('Becherzellen') gebildete Schleim durch diese Öffnungen in den Nasenraum abfließen. Die Selbstreinigung sowohl der Nase als auch der Nasennebenhöhlen wird aktiv durch Flimmerhärchen gewährleistet, die in der Schleimhaut liegen. Ein spezieller Zelltyp weist hunderte solcher feinen Flimmerhärchen an der Oberfläche einer einzelnen Zelle auf, im gesamten Nasenraum sind es Milliarden.

Bei Entzündungen und allergisch bedingten Verschwellungen, aber auch, wenn im Nasenraum Polypen entstehen oder aus einer der Nebenhöhlen herauswachsen, werden die Öffnungen der Nasennebenhöhlen (die sogenannten Ostien) verlegt. Bei allergisch bedingten Sinusitiden sind in erster Linie polsterartig geschwollene Schleimhäute sowie Schleim für die Belüftungsstörungen der Nasennebenhöhlen verantwortlich, bei bakterieller Verursachung staut sich Eiter in den Nebenhöhlen zurück. Grundsätzlich unterscheidet man hier zwischen der allergischen Form und der von gewöhnlichen Infekten fortgeleiteten Form der chronischen Sinusitis. Sowohl die allergischen Verschwellungen und Schleimansammlungen als auch die bakteriell verursachten, entzündlichen Schwellungen mit sogenanntem 'putriden Sekret' verursachen einen

Verschluß des Hohlraumsystems der Nasennebenhöhlen. In der Folge wird die verbliebene Luft in den Nebenhöhlen resorbiert, es entsteht ein Unterdruck, der paradoxerweise als Druckgefühl wahrgenommen wird, vermutlich, da von der Atmosphäre her tatsächlich ein Überdruck auf den betroffenen Nebenhöhlen lastet. Schmerzen bereitet außerdem die Entzündung selber sowie der Sekret- bzw. Eiterstau in den Nebenhöhlen. In der bakteriellen Phase der Entzündung (die der allergisch bedingten Belüftungsstörung meist folgt) kommt es zur Vermehrung von bestimmten Keimen, die sich unter Sauerstoffmangel entwickeln und die innerhalb der dann mangelhaft belüfteten Nebenhöhlen günstige Existenzbedingungen vorfinden. Diese sogenannten 'anaeroben Bakterien' sind verantwortlich für die eitrigen Absonderungen der Nasennebenhöhlen, wie sie sich nach einigen Tagen gewöhnlicher Erkältung oder als Folge allergisch bedingter Verschwellungen mit gelbgrünlichem Schleim zu erkennen geben. Sind die Ausführgänge der Nebenhöhlen komplett verschwollen, können solche Absonderungen zeitweise aber auch fehlen, sie verbleiben dann in den betroffenen Höhlen und erhöhen das Druckgefühl, was die Schmerzsituation weiter akzentuiert.

Das Keimspektrum der akuten Sinusitis unterscheidet sich von dem der chronischen Verlaufsform. Als Verursacher der chronischen Sinusitis sind vor allem Staphylokokken und Pseudomonas aeruginosa zu nennen, aber auch Keime der weitgehend Antibiotika-resistenten Gattung Staphylococcus aureus. Meist sind bei der chronischen Sinusitis mehrere Keime gleichzeitig nachweisbar. Die Bakterien bekommen über die schmalen Verbindungsgänge ('Ostien') von der Nase aus Zutritt zu den Nebenhöhlen. Sie finden ihren Lebensraum auf der im Verlauf der Entzündung zugrundegegangenen Schleimhaut. Die zum Abtransport von Schleim, Staub, Zellabfall und Bakterien notwendigen Flimmerhärchen sind aufgrund einer vorangegangenen, viral bedingten Entzündung vorläufig ebenfalls außer Gefecht gesetzt.

Für die akute Sinusitis, die meist innerhalb von zwei bis vier Wochen ausheilt, ist der vor allem morgendlich vorhandene, diffus stechende, reißende Kopfschmerz typisch. Morgens ist er vor allem deswegen so ausgeprägt, weil die Stirnhöhlenostien bei liegender Körperhaltung erhöht liegen, oberhalb des sich bildenden Sekretspiegels. Dies führt zur Zunahme der Schmerzen, die besonders morgens verspürt werden. Tagsüber, bei aufrechter Haltung, liegen die Ostien jedoch wieder am tiefsten Punkt der Höhlen und lassen das Sekret besser abfließen.

Vor allem Beschwerden in der Stirn- und Schläfengegend oder auch im Oberkiefer sind typisch. Ein Druckschmerz einwärts der Augenbrauen deutet auf Stirnhöhlenentzündung. Die Keilbeinhöhle ist betroffen, wenn der Schmerz dumpf in den Hinterkopf ausstrahlt oder im Mittelkopfbereich angegeben wird. Möglicherweise kommt es auch zu Zahnschmerzen im Oberkiefer, weil die Wurzeln einiger Zähne bis fast in die Kieferhöhlen hineinragen.

Zur weiteren Diagnostik der Beschwerden dient die Drucktastung der sogenannten Nervenaustrittspunkte, zweier genau umschriebener Hautareale über und unter dem jeweiligen Auge, bei denen Äste des Trigeminusnervs aus dem Gesichtsschädel treten. Eitrige Entzündungen der Nasennebenhöhlen lassen sich auch mit einem einfachen Test anatomisch eingrenzen: man springt hart mit beiden Fersen auf einen Steinboden bzw. schlägt mit der geballten Faust dezent auf den oberen Hinterkopf. Vereiterte Nasennebenhöhlen werden sich anhand der dabei auftretenden Schmerzakzentuierung zu erkennen geben. Ein lokal begrenzter Schmerz muß jedoch nicht bedeuten, daß sich die Entzündung auf eine bestimmte Nebenhöhle beschränkt. Durch leichtes Beklopfen der oberflächlicher liegenden Nasennebenhöhlen läßt sich das Geschehen allerdings genauer eingrenzen.

Näseln, Geruchsstörungen, Stockschnupfen sind weitere klassische Symptome einer Nasennebenhöhlenentzündung, ebenso wie eine Verschlimmerung der Beschwerden durch Bücken. Bei Verlegung der Nebenhöhlen durch Sekret und entzündliche Schleimhautschwellung verändert sich auch die Stimme, denn das Hohlraumsystem im Kopf dient als Resonanzkörper und ist grob vergleichbar mit dem Korpus einer Gitarre oder eines anderen Saiteninstruments. Der aufgrund der Entzündung entstehende Schleim ist entweder serös (d.h. hell und zäh) oder eitrig. Die seröse Form tritt oft bei Allergikern (Asthma, Heuschnupfen) auf und geht bei Asthmatikern auch überdurchschnittlich häufig mit dem Auftreten von Polypen einher, welche den Abfluß zusätzlich zu den entzündlichen Verschwellungen mechanisch behindern.

Meist läßt die Entzündung in wenigen Wochen nach. Wenn die Kieferhöhlen betroffen sind, kann die Heilung länger dauern, weil die Abflußmöglichkeiten für das Sekret hier tagsüber am ungünstigsten sind (der Mensch ist anatomisch nicht unbedingt gut gebaut). Aus den Kieferhöhlen fließt es am ehesten nachts in seitlicher Schlaflage ab und kann – da es während des Schlafs in die unteren Etagen des Atemtrakts vordringt – eine Bronchitis unterhalten.

Ein Übergang der bis zu vier Wochen andauernden akuten Sinusitis in eine chronische Verlaufsform wird um so wahrscheinlicher, je länger die Ursachen der Erkrankung (Allergien, Infektanfälligkeit, Polypen, Rauchen, Pilzbelastung, Refluxerkrankung, anatomische Fehlstellungen der Nasenscheidewand) anhalten.

Bei chronischen Nebenhöhlenentzündungen wird nicht

immer über eindeutige Schmerzen geklagt, das Krankheitsbild ist abgesehen von der Häufigkeit der Beschwerden meist diffuser als bei der akuten Verlaufsform. Kiefer- und Kopfschmerzen sowie die weiteren Akutsymptome bilden eine unheilige Allianz mit Augensyptomen, Abgeschlagenheit und Gereiztheit. Meist sind mehrere oder alle Höhlen gleichzeitig betroffen, was in der medizinischen Literatur als 'Pansinusitis' bezeichnet wird. Antibiotische Kuren und Nasensprays unterbrechen das Leiden nur kurz.

Gerade bei der chronischen Variante der Erkrankung lassen sich anhand des Schmerzbefundes oft nur vage Abgrenzungen vornehmen. Eine Klopfempfindlichkeit im Stirnbereich läßt wie bei der akuten Verlaufsform auf eine Stirnhöhlenentzündung schließen. Bei Entzündung der Kieferhöhlen kommt es eher zu einem Wangenschmerz und zu Zahnschmerzen, auch bei ansonsten gesunden Zähnen, da diese Nebenhöhlen nur durch eine dünne Knochenlamelle von den Zähnen getrennt sind. Schmerzen im Bereich der Nasenwurzel und der Augenhöhle sind charakteristisch für eine Siebbeinentzündung. Kopfschmerzen an Scheitel und Hinterkopf lassen an eine Beteiligung der tief liegenden Keilbeinhöhlen denken. Typisch für die Beteiligung der hinteren Siebbeinzellen und der Keilbeinhöhlen sind auch Schleimstraßen am Rachen, die vom Betroffenen selbst verspürt werden. Wie bei der akuten Form der Erkrankung steht auch bei der chronischen Sinusitis ein allgemein verstopftes Gefühl im Vordergrund. Sind die Schleimhäute im weiteren Umkreis betroffen, kann z.B. ein kratziges, unangenehmes Gefühl im Hals hinzutreten, auch der Rachen findet sich dann gerötet.

Vor allem bei Asthmatikern und bei Pilzinfektion der Nasennebenhöhlen kommt es mit der Zeit auch zur Ausbildung von gestielten oder flächenhaft aufsitzenden Polypen an den Schleimhäuten der mittleren Nasenmuschel und der Siebbeinzellen. Polypen sind glasig aussehende, bläßlich-graue Schleimhautausstülpungen, die als Reaktion auf Schleimhautentzündungen entstehen. Sie machen sich durch Behinderung der Nasenatmung und „Stockschnupfen“ bemerkbar. Da Polypen ebenso wie anderweitig verursachte Schleimhautschwellungen die Nebenhöhlen verlegen können, fördern und unterhalten sie dortige bakterielle Entzündungen mit eitriger, grün-gelblicher Ausflußkomponente. Besonders Kinder mit Polypen im Nasenbereich leiden oftmals zusätzlich unter wiederkehrenden Bronchitiden und Halsschmerzen. Aufgrund ihres meist offenstehenden Mundes machen diese Kinder einen leicht abwesenden Eindruck. Hierzu trägt auch der nächtliche Sauerstoffmangel bei reduzierter Nasenatmung bei.

Das therapeutische Repertoire der Medizin bei Polypen umfaßt zum einen die lokale oder auch systemische Behandlung mit Kortikosteroiden, da sich gezeigt hat, daß mit diesen Mitteln die zugrundeliegende Entzündung unterdrückt werden kann. Meist müssen Polypen jedoch früher oder später chirurgisch abgetragen werden, eine Prozedur, die am ehesten auf endoskopischem Wege durch die Nasenöffnung vorgenommen wird. Die seit etwa 2006 verfügbare Behandlung mit der endoskopischen Ballondilatation (→ S. 51) ist bei Polypenbefall nicht effektiv. Problematisch ist eine Operation, wenn sich die Polypen in der Umgebung der Riechspalte im oberen Nasenraum befinden, weil der Geruchssinn durch die OP dauerhaft beeinträchtigt werden kann.

Auf eine naturheilkundliche Behandlung hin bilden Polypen sich nur selten zurück. Maßgeblich wäre die Eindämmung der Polyp-unterhaltenden Schleimhautentzündung. Wenn man die Operation, aus welchen Gründen auch immer, eine Weile vor sich herschieben will, kann eine Behandlung mit der auf Seite 85 beschriebenen Mössinger-Salbe versucht werden. Asthmatiker mit Polypenbefall der Nase sollten sich allerdings auf die reguläre medizinische Behandlung verlassen.

Bei Pilzbelastung der Nasennebenhöhlen, einem wesentlichen und noch immer nicht ganz verstandenen Erkrankungsfaktor, wäre eine Sanierung der Wohnung und der näheren Lebensumgebung sinnvoll. Eine massive Belastung der Atemluft mit Schimmelpilzsporen findet sich überdurchschnittlich häufig in Haushalten von Betroffenen, ohne daß dieser Umweltfaktor als Ursache für chronische oder ständig wiederkehrende Sinusitiden vermutet wird. Die gezielte Suche nach Pilzsporen in der Atemluft der Wohnung und nach Pilznestern ist dringend anzuraten, wenn Räume, die über längere Zeit nicht gelüftet wurden, verpilzt bzw. spakig riechen. In Schweden ist das Wissen um die Zusammenhänge zwischen Schimmelpilzbefall in Wohnräumen und gesundheitlichen Problemen schon länger verbreitet. Die Kälte führt in den Innenräumen zur Kondensation von Wasser, Neubauten werden feucht fertiggestellt und Innenwände und Böden in diesem Zustand verdeckt, auch falsches Lüften verbessert die Existenzbedingungen von Pilzen. In Deutschland ist die Situation ähnlich, allerdings beginnt man hier erst seit wenigen Jahren, sich für das Problem zu interessieren. Schimmel-Spürhunde, in Schweden mittlerweile häufig zur Suche von versteckten Pilznestern in Gebäuden eingesetzt, werden langsam auch in Mitteleuropa bekannt. Die Begehung mit einem solchen speziell ausgebildeten Hund (z.B.: www.boege-ambulanz.de/schimmel/schindex.htm) kostet beim Erstbesuch etwa ab 130 Euro.

Es sollte bei stets wiederkehrenden Infekten der Nasennebenhöhlen auch gezielt nach weiteren Wohnraumbelastungen, z.B. durch Formaldehyd-Ausdünstungen, gefahndet werden, da auch chemische und sogar physikalische Reize in der Lage sind, Entzündungsprozesse und

Überreaktionen der Nasenschleimhaut in Gang zu setzen und zu unterhalten. Um chemischen Belastungen auf die Spur zu kommen, bieten sich verschiedene alternative Testmethoden an, die meist jeder wissenschaftlichen Grundlage entbehren. Bioresonanztestungen, kinesiologische Testungen und Untersuchungen auf geopathische Störfelder seien hier genannt. Solche in der Metaphysik angesiedelte Methoden, von speziell „berufenen“, phantasievollen Forschernaturen ausgeübt, ergeben fast immer eine beeindruckende Armada an Gefahrstoffen und Belastungen, deren kaum praktikable Vermeidung dann jedoch so oder so meist nicht zum gewünschten Ergebnis führen.

Überhaupt wäre zu den physikalischen und chemischen Reizzuständen noch etwas zu sagen. So hat sich herausgestellt, daß auch eine Unterkühlung, vor allem der Füße, die Durchblutung der Nasenschleimhaut reflektorisch drosselt.[2] Hierdurch kann die Schleimhaut als immunologisch erste Verteidigungslinie den letztlich infektauslösenden Viren weniger Widerstand entgegensetzen. Es kommt zur Infektion, also der Auseinandersetzung des Körpers mit den Krankheitserregern auf einer tiefergestaffelten Ebene des Immunsystems. Aus dieser Tatsache ergeben sich einige interessante therapeutische Optionen: zum einen die Überwärmungsbäder der Füße, zum anderen die Fußreflexzonenmassage. Beide Methoden werden im zweiten Teil dieses Bandes (ab Seite 69) vorgestellt.

Als weiterer Auslöser für akute Nebenhöhlenentzündungen werden immer wieder Schwimmbadbesuche genannt, die aufgrund der Wasserbelastung mit schleimhautreizenden Chemikalien und Bakterien zu einer sogenannten Schwimmbad- oder Badesinusitis führen können. Aussagekräftige Studien hierzu gibt es kaum, aber das Fehlen gelblicher Absonderungen in solchen Fällen läßt darauf schließen, daß diese Sonderform der Sinusitis weder bakteriell noch viral bedingt ist (weil auch viral bedingte Entzündungen nach ein paar Tagen bakteriell überlagert werden). Wahrscheinlich stellt versehentlich eindringendes Schwimmbadwasser einen irritativ-toxischen Reiz dar, der zu einer Überreaktion führt, denn die empfindlichen Schleimhäute der Nase, der Nasennebenhöhlen und der Eustachischen Röhre können durchaus ohne typische Entzündungszeichen reagieren.[3] Wenn ein zeitlicher Zusammenhang von Schwimmbadbesuch und Auftreten einer Sinusitis gesehen wird, ließe sich auf den Schwimmsport vielleicht verzichten. Andererseits erleben viele Menschen es als abhärtend in unspezifischem Sinne, regelmäßig zu schwimmen. Die körperliche, ausdauernde Aktivität im Wasser macht ja auch widerstandsfähig gegenüber gewöhnlichen Erkältungen, die meist die Grundlage für die Entstehung von echten Nasennebenhöhlenentzündungen darstellen. Im übrigen verhindert paradoxerweise gerade das Untertauchen während der Ausatmungsphase das Eindringen von Wasser in die Nase. Die unter Wasser mit einem gewissen Druck ausströmende Luft läßt Wasser nämlich gar nicht erst in den Naseninnenraum gelangen, wie sich sehr gut in einem Videoclip beobachten läßt.[4] Nach etwa eineinhalb Minuten ist in diesem Video (Internetadresse im Anhang) klar erkennbar, daß der Schwimmer kein Wasser in die Nase bekommt, wenngleich seine Wendeakrobatik beim Erreichen des Beckenrands bei Ungeübten sehr leicht zum Eindringen von Wasser in die Hohlraumsysteme des Kopfes führt und daher ohne Nasenklammer nicht zu empfehlen ist.

Eine häufige Ursache der chronischen Sinusitis stellt der Rückfluß von aggressiver Magensäure in die Speiseröhre dar (Refluxkrankheit). Etwa 10% der von Reflux Betroffenen leiden gleichzeitig auch unter Nasennebenhöhlenentzündungen. Dabei ist nicht ganz klar, ob der fehlgeleitete Magensaft in minimaler Menge direkt in den Rachen aufsteigt und dort, in Nachbarschaft der Nasennebenhöhlen, irritativ wirkt oder ob ein auf dem vegetativen Ner-

vensystem beruhender reflektorischer Zusammenhang zu den Beschwerden führt. Auch Lungen, Bronchien, Kehlkopf und der Rachenbereich können von der Magensäure in Mitleidenschaft gezogen werden. Schon im Jahre 1887 beschrieb der französische Arzt Mermod erstmalig den Zusammenhang von Reflux und chronischer Bronchitis mit trockenem Husten. Mittlerweile weiß man jedoch, daß der Reflux auch andere Atemwegserkrankungen auslösen und unterhalten kann, u.a. Kehlkopfentzündungen mit Heiserkeit, wiederkehrende Lungenentzündungen (insbesondere ältere Patienten sind hiervon betroffen), chronische Entzündungen der Nasennebenhöhlen sowie das zeitweilige Aussetzen der nächtlichen Atmung (Schlafapnoe-Syndrom). Wem neben der Sinusitis solche Symptome oder Erkrankungen bekannt vorkommen, tut gut daran, die möglicherweise hier zugrundeliegende Refluxerkrankung zu beachten. In einer 2002 veröffentlichten Untersuchung konnte nachgewiesen werden, daß sich nach drei Monaten medikamentöser Behandlung der Refluxkrankheit auch die Symptome der Sinusitis besserten.[5]
Ein weiterer Titel dieser Buchreihe widmet sich den naturheilkundlichen Behandlungsmöglichkeiten von Sodbrennen und Refluxerkrankung.[6]

Hin und wieder kommen auch kariöse Zähne im Oberkiefer als Verursacher einer chronischen Sinusitis in Frage. Die Wurzeln einiger Oberkieferzähne sind nur durch eine dünne Knochenlamelle von den Kieferhöhlen getrennt. Es ist leicht nachvollziehbar, daß eine vereiterte Zahnwurzel die dünne Schleimhaut der angrenzenden Kieferhöhle irritiert bzw. ihre Entzündung dorthin fortleitet. Die Nase sondert in diesem Fall übelriechenden, eitrigen Schleim ab. Überhaupt sind Mitreaktionen der Nasennebenhöhlen bei anderen Entzündungen im Kopfbereich nicht gerade eine Seltenheit, auch bei Ohrenentzündungen kommen sie vor. Auf schlechte Zähne zurückgehende Nebenhöhlenentzündungen zeigen manchmal eine Besonderheit: bei etwa 10% dieser Fälle sind weder Viren noch Bakterien Auslöser der Beschwerden, sondern der Pilz Aspergillus fumigatus. Ausgehend von der maroden Zahnsubstanz bildet dieser Kolonien in den Nebenhöhlen, welche bereits im Röntgenbild als schattendichte Fremdkörper zu erkennen sind. Der Pilz läßt sich auch im Eiter nachweisen. In einem solchen Fall muß eine Sanierung der Zähne erfolgen und eventuell auch eine Operation der betroffenen Nebenhöhle durchgeführt werden (stets ist nur eine Kieferhöhle betroffen).[7]

Unklare Gesichtsschmerzen, deren Ursachen selbst nach eingehenden Untersuchungen nicht gefunden werden, können eventuell mit einer chronischen Kieferhöhlenentzündung in Verbindung gebracht werden. Auszuschließen sind dabei jedoch zunächst andere Krankheitsbilder wie die Trigeminusneuralgie oder Krankheiten des Kiefergelenks, die unter dem Begriff der 'kraniomandibulären Dysfunktionen' geführt werden und die nicht mit erkrankten Nasennebenhöhlen in Verbindung stehen.[8] Die Trigeminusneuralgie zeichnet sich durch die Heftigkeit und Plötzlichkeit ihrer Beschwerden aus, der Schmerzcharakter der kraniomandibulären Dysfunktionen ist variabler und schließt wechselnde Schmerzen im Bereich der Kiefergelenke, Zahnfehlstellungen, nächtliches Zähneknirschen und psychische Belastungen mit ein.

Auch eine ebenso vieldeutige Klage wie die der Schwerbesinnlichkeit kann Hinweis auf eine chronische Sinusitis sein – ein hoher Gedankenflug setzt einen offenen Luftraum im Schädel voraus, wenn man so will. In der chinesischen Medizin sind solche Ansichten verbreitet. Anderweitige Ursachen einer Konzentrationsschwäche bzw. Schwerbesinnlichkeit müssen selbstverständlich vom Arzt oder Heilpraktiker ausgeschlossen werden. Ein weiteres, weniger typisches Symptom ist ein unklares Auf und Ab der Sehkraft im Tagesverlauf.

Die chronische Sinusitis entwickelt sich, wie eingangs angedeutet, oft auf der Grundlage einer Allergie (siehe hierzu den Abschnitt 'Nasennebenhöhlenentzündung und Allergie' ab Seite 33), aber auch eine Überaktivität des lymphatischen Abwehrsystems im Kindesalter mit ständigen Infekten, Mandelvergrößerungen, verdickten Lymphknoten usw. kann irgendwann in eine chronische Sinusitis übergehen, wenn die anfänglichen Beschwerden lediglich mit Antibiotika und den anderen üblichen Mitteln zur Symptomunterdrückung behandelt wurden. Die Naturheilkunde spricht bei solcher Überreaktion der Schleimhäute und des Lymphsystems im Kindesalter von einer lymphatischen Konstitution. Das lymphatische System ist in diesem Lebensalter am aktivsten. Nach der spezifischen Reaktion der Schleimhäute werden exsudative (mit vermehrter Schleimbildung einhergehende), hypertrophisch-polypöse (Nasenpolypen !) und degenerativ-trockene Formen dieser Konstitution unterschieden.

Für die naturheilkundlich eingestellten Therapeuten stellt sich die Aufgabe, einen solchen Lymphatismus bei Kindern umstimmend zu behandeln, damit die Anwendung der nur symptomatisch wirkenden Linderungsmittel der Versorgungsmedizin reduziert werden kann. Nasennebenhöhlen- und Mandelentzündungen sowie chronische Erkrankungen im späteren Lebensalter sollen so geheilt bzw. verhindert werden. Menschen mit einer lymphatischen Konstitution entwickeln in höherem Lebensalter infolge ihrer langjährigen entzündlichen Belastungen offenbar häufiger rheumatische und andere chronische Erkrankungen.[9] Im Abschnitt 'Die chronische Sinusitis des Kindesalters' (→ S. 28) wird auf die lymphatische Konstitution noch zurückzukommen sein.

Weitere seltene oder sehr seltene Erkrankungen, bei denen die Nasennebenhöhlen betroffen sein können, auf die aber hier nicht näher eingegangen werden soll, sind die

Mucoviszidose, die Kartagener Trias (bzw. das Primäre Ziliendyskinesiesyndrom) sowie die Wegener'sche Granulomatose.

Komplikationen im Kopfbereich

Die Lage der Nasennebenhöhlen, teilweise in unmittelbarer Nachbarschaft zum Gehirn, sollte Anlaß zu besonderer Vorsicht beim Herangehen an neue oder unkonventionelle Behandlungsweisen sein. Gerade im Kindesalter ist mit Komplikationen einer unbehandelten oder falsch behandelten Sinusisitis zu rechnen. Infektionen, die sich nur wenige Milimeter vom Gehirn und von den Augenhöhlen entfernt abspielen, können dorthin überspringen und schwerwiegende Folgen haben. Es muß an dieser Stelle noch einmal darauf hingewiesen werden, daß nur eine Untersuchung beim Arzt klären kann, ob es sich bei bestehenden, für diese Krankheit typischen Beschwerden um eine unkomplizierte, wenn auch schmerzhafte oder jedenfalls unangenehme Sinusitis handelt oder ein anderer, gefährlicher Zustand im Bereich der Augenhöhlen oder des Gehirns das ursprüngliche Krankheitsbild überlagert. Daher sollen die wichtigsten Folgeerkrankungen einer Sinusitis hier beschrieben werden, ohne einer Selbstdiagnose das Wort zu reden. Mit einer fachärztlichen Untersuchung ist man in jedem Fall auf der sicheren Seite.

- Entzündungen im Bereich der Augenhöhlen. Diese sind meist aus den Stirnhöhlen fortgeleitet, doch bei ganz kleinen Kindern können selbst entzündete Siebbeinzellen (bei Geburt sind diese im Gegensatz zu den anderen Nasennebenhöhlen schon ausgebildet) auf die Augenhöhlen überspringen. Augenlidschwellung und -rötung sind die ersten Symptome, Heraustreten eines Augapfels und Pupillenstarre können hinzutreten. Eine Verdickung und Rötung der Oberlider zur Nase hin läßt bei Kindern auf eine Entzündung der Siebbeinzellen schließen. Eine Stirnhöhlenentzündung kann sich bei Kindern ebenfalls durch eine Oberlidschwellung bemerkbar machen, eventuell mit Unterlidschwellung bei gleichzeitiger Wangenschwellung (was wiederum für eine Kieferhöhlenentzündung spricht).

- Eine Nasennebenhöhlenentzündung kann auch – wiederum in erster Linie bei Kleinkindern – zu Entzündungen des umgebenden Kieferknochens oder des Stirnbeins führen ('Osteomyelitis'). Folge hiervon wäre eventuell eine Abstoßung von Zahnkeimen im Kiefer oder sogar das Übergreifen der Entzündung auf das Gehirn (Meningitis). Schwellung einer Wange oder der Stirn, verdicktes Unterlid, Hervortreten des Auges der betroffenen Seite sowie hohes Fieber deuten auf solche Knochenentzündungen.
- Meningitis (Hirnhautentzündung). Stärkste Stirnkopfschmerzen, die sich bei Bewegungen des Kopfes noch steigern. Berührungen des Kopfes werden als sehr unangenehm empfunden. Erbrechen, Benommenheit, Nackensteifigkeit. Die Meningitis ist eine Komplikation, die vor allem im Kindesalter hinzutreten kann, selbst harmlose Nebenhöhlenentzündungen können diesen Weg nehmen. Am ehesten geht eine Nebenhöhleninfekt-bedingte Meningitis von einer Stirnhöhlenvereiterung aus, aber auch die weiter vom Gehirn entfernten Kieferhöhlen können, wenn sie entzündet sind, eine Meningitis verursachen. In den vorderen und oberen Wandanteilen dieser Höhlen finden sich feine Venen, die Blut aus den entzündeten Bereichen in Venen des Gehirns ableiten und so zur Ausstreuung einer Infektion beitragen können.[10]

- Hirnabszeß. Meist dumpfer Druck im Schädel oder bohrende Schmerzen v.a. in Stirn und Scheitelregion; möglicherweise Erbrechen. Ein Hirnabszeß geht nicht unbedingt mit Fieber einher. Als Spätfolge kann es zu Intelligenzeinbußen kommen. Auch Hirnabszesse gehen am ehesten aus Stirnhöhlenvereiterungen hervor.
- Mastoiditis. Der Warzenfortsatz, das sogenannte Mastoid, läßt sich hinter/unter den Ohren als knöcherne Vorwölbung tasten. Entzündungen dieser Knochenstruktur entstehen meist im Gefolge einer Mittelohrentzündung, aber auch bei einer Sinusitis ist die Einbeziehung des Warzenfortsatzes in den Entzündungsprozeß nicht ganz auszuschließen. Als Symptome zeigen sich dann eine teigige Schwellung, Druckschmerz und/oder Rötung in diesem Bereich. Eine solche Entzündung der im Warzenfortsatz gelegenen Hohlräume wird als Mastoiditis bezeichnet. Sie kann zu einer Meningitis (s.o.) führen ('Durchwanderungsmastoiditis').

Die chronische Nasennebenhöhlenentzündung des Kindesalters

Ganz kleine Kinder leiden noch nicht an Entzündungen der Nasennebenhöhlen, denn die Ausformung dieses Hohlraumsystems im Kopf erfolgt schrittweise während der ersten Lebensjahre. Nur die Siebbeinzellen sind bei der Geburt schon angelegt. Die Kieferhöhlen sind zum Ende des 1. Lebensjahrs, die Stirnhöhlen aber erst nach etwa 10-12 Jahren belüftet.

Die relativ große Erkältungsneigung der Kinder ist einer der Hauptgründe für die Entstehung von Nasennebenhöhlenentzündungen in diesem Alter. Wie beim Erwachsenen auch finden die Keime Zugang zu den bereits entwickelten Nebenhöhlen, begünstigt durch Verschwellungen der Ausführgänge entsteht dann auf Schleimhautebene ein Milieu, welches den Keimen günstige Entwicklungsbedingungen bietet. Weil die Herausforderungen der Umwelt das Immunsystem langsam heranreifen lassen, kommt es auch bei ansonsten völlig gesunden Kindern zu vier bis sechs Infekten der Atemwege pro Jahr, gehäuft im Winterhalbjahr. Damit einhergehend vergrößern sich die lymphatischen Organe wie Mandeln oder Lymphknoten. Letztere haben die Aufgabe, dem Kreislauf Fremdstoffe zu entziehen, Antikörper gegen eindringende Keime zu bilden und weiße Blutkörperchen in den Blutkreislauf zu entlassen. Erst mit zunehmendem Alter bildet sich bei Kindern eine funktionierende Abwehr gegen die geläufigsten Viren und Bakterien und es kommt in der Folge zu weniger Infekten ('immunologisches Gedächtnis').

Allerdings gibt es Kinder, die über das normale Maß hinaus unter infektiösen Atemwegserkrankungen zu leiden haben. Sie machen überdurchschnittlich viele und auch langwierige, sogar ineinander übergehende Infekte durch. Ihr Abwehrsystem reagiert ungemein heftig, was sich durch vergrößerte und schmerzhafte Lymphknoten, v.a. im Hals- und Unterkieferbereich, äußert. Die Mandeln sind meist mitbetroffen. Wie erwähnt, gibt es für diese Neigung zu Schleimhautentzündungen und Überreaktionen des Lymphgewebes in der Naturheilkunde den Begriff des Lymphatismus bzw. der lymphatischen Konstitution. Das typische „lymphatische Kind“ ist meist blauäugig, hat blonde Haare und helle Haut, die zu trockenen Ekzemen neigt. Ständig wiederkehrende Nebenhöhlenentzündungen bei solchen Kindern sollten zusätzlich zur lokalen Therapie auch übergreifend konstitutionell behandelt werden. Es sollte der Versuch unternommen werden, mit naturheilkundlicher Therapie die Überreaktion der Schleimhäute auf ein normales Maß zurückzuführen. Nur wenn in der ersten Verteidigungslinie des Körpers, auf Schleimhautniveau, normale Abwehrfunktionen herrschen, werden auch die nachgeschalteten lymphatischen Organe von ihren Abwehraufgaben entlastet. Die sogenannte Mikrobiologische Therapie der Darmschleimhaut, die im Abschnitt 'Zusätzliche Therapie in der Naturheilpraxis' (→ S. 94) besprochen wird, trägt hierzu bei, indem sie u.a. die Bildung einer bestimmten, nur auf Schleimhäuten vorkommenden Antikörperklasse (das sekretorische IgA) stimuliert. Diese Antikörper gelten als erste Verteidigungslinie gegenüber Keimen und finden sich in Laboruntersuchungen regelmäßig vermindert bei Menschen mit chronischen Schleimhautentzündungen.

Die Symptome einer Sinusitis können sich im Kindesalter von denen in anderen Altersgruppen unterscheiden. Zu den typischen, bereits oben genannten Symptomen können bei Kindern hinzutreten: Wangenschmerzen, die als Zahnschmerzen fehlgedeutet werden, Schlafstörungen und morgendliche Kopfschmerzen. Vor allem ein chronischer Husten ist sehr häufig mit der Sinusitis im Kindesalter vergesellschaftet. Eventuell kommt es im Rahmen der Erkrankung auch zu Fieber. Bei kleineren Kindern sind die Symptome oft eher unspezifisch. Hinter einem normalen Schnupfen, der sich länger als 10 Tage hinzieht, kann eine Kieferhöhlenentzündung stehen. Das betroffene Kind sieht meist nicht besonders krank aus, klagt auch nicht unbedingt über Kopfschmerzen, aber der gelb-grünliche Ausfluß aus der Nase verrät doch, daß zum Schnupfen eine Infektion im Bereich der Nasennebenhöhlen hinzugekommen ist.

Einer Chronifizierung der Sinusitis sollte unter allen Umständen – auch in der symptomfreien Zeit – mit naturheilkundlichen Mitteln, gesunder Ernährung und „Pflege des Wärmeorganismus“ (um einen Ausdruck aus der anthroposophischen Medizin zu gebrauchen; gemeint ist die bewußte Auswahl der Bekleidung) entgegengewirkt werden. Ein langfristiger Erfolg kann nur bei anhaltenden und vorbeugenden therapeutischen Bemühungen erwartet werden.

Wie im Abschnitt über die Allergien (→ S. 33) allgemein beschrieben, sind auch in dieser Richtung disponierte Kinder vermehrt von chronischen Nasennebenhöhlenentzündungen betroffen, ebenso wie Kinder, die unter Polypenbefall der Nase zu leiden haben. Allergien sind ebenso wie erhöhte Infektbereitschaft und der erwähnte Lymphatismus eine Domäne der 'Mikrobiologischen Therapie'.

Bei Nasennebenhöhlenentzündungen im Kindesalter besteht eine höhere Wahrscheinlichkeit für Komplikationen. Leider tragen gerade die üblichen medizinischen Heilungsversuche mittels Antibiotika, die solche Folgezustände gerade verhindern sollen, zur Chronifizierung des eigentlichen Leidens bei. Antibiotika stören zumindest kurzfristig die gesunde Darmflora, machen die Kinder somit nicht widerstandsfähiger und ändern, abgesehen von einer kurzfristigen Keimreduktion, nichts an den Bedingungen, auf deren Grundlage die Nasennebenhöhlenentzündungen dann immer wieder neu entstehen. Die Versorgungsmedizin ist sich dabei des Problems durchaus bewußt. In einem Fachartikel heißt es, daß „sich bei der chronischen Sinusitis derzeit keine Effektivität einer antibiotischen Behandlung im Sinne einer Heilung des Erkrankungsbildes ableiten (läßt)“.[11]

Besondere Aufmerksamkeit sollte den Ernährungsgewohnheiten der Kinder gewidmet werden. Zugegeben, es ist schwierig, bei zuckerfixierten, Fastfood-verwöhnten Kindern ein Verlangen nach Gemüse, Rohkost und natürlichen Lebensmitteln zu wecken, dennoch ist eine solche Umstellung auf möglichst natürliche Produkte bei Kindern bestimmend für den Erfolg der weiter unten beschriebenen naturheilkundlichen Sinusitis-Behandlung. Wer den Versuch macht (bzw. wem es gelingt), bei seinen Kindern über zwei bis drei Wochen süße Snacks, Cola-Getränke und sonstige süße Erfrischungsgetränke vom Speisezettel zu streichen, wird mit hoher Wahrscheinlichkeit erleben, daß sich viele gesundheitliche und Verhaltensprobleme einschließlich der manchmal als Hyperaktivität fehlgedeuteten Zappeligkeit „wie von selbst" bessern.

Besonderheiten der chronischen Nasennebenhöhlenentzündung im höheren Alter

Bei älteren Menschen besteht ein zusätzliches, besonderes Risiko für die Chronifizierung von Nasennebenhöhlenentzündungen. Da sie oftmals nicht genug trinken, leiden ihre Schleimhäute unter Austrocknung. Was im mittleren Lebensalter im allgemeinen kein großes Problem darstellt, weil das Durstgefühl noch intakt ist, kann bei älteren Menschen lebensbedrohliche Ausmaße annehmen. So starben während der großen Hitzewelle des Sommers 2003 in den Ländern Südeuropas viele alte Menschen an Austrocknung, da sich in den Sommerferien niemand um sie kümmerte und sie selber kein Durstgefühl entwickelten. Ohne ausreichende Wahrnehmung ihres ausgetrockneten Zustandes, bei Herzschwäche häufig mit entwässernden Medikamenten versorgt oder auch dement, nahmen sie die Gefahr, in der sie schwebten, nicht mehr wahr. Ihre Familien waren meist vor der extremen Hitze im Landesinneren geflüchtet und an die Strände gefahren. Das ohnehin fast immer bestehende Problem der Austrocknung im höheren Lebensalter nahm bei ihnen innerhalb kürzester Zeit lebensbedrohliche Ausmaße an. Im Süden Europas starben in jenem Sommer aufgrund der Hitze 70.000 meist ältere Menschen über die normale Sterberate hinaus.

Was bei großer Hitze leicht lebensbedrohliche Ausmaße

annehmen kann, stellt auch unter durchschnittlichen klimatischen Bedingungen ein Problem dar, insbesondere bei älteren Menschen, die ohnehin schon immer unter Infekten im Kopfbereich, Allergien oder Polypen zu leiden hatten. Eine Ursache für den veränderten Flüssigkeitshaushalt älterer Menschen ist die verminderte Wasserspeicherfähigkeit des Bindegewebes beim älteren Menschen. Diese kann bereits jeder Vierzigjährige an seiner Haut beobachten. Auch die Schleimhäute selber trocknen leichter aus, wenn Flüssigkeit nicht mehr ausreichend zugeführt wird. Das ist natürlich im Sommer ein Problem, aber auch im Winter bei überwiegendem Aufenthalt in beheizten Räumen mit trockener Luft. Bei Älteren entwickelt sich daraufhin oftmals eine trockene Nase, ein Krankheitsbild, das zu bakteriellen oder viralen Infekten im Nasen-Rachenraum und aufgrund einer Belüftungsstörung der Nasennebenhöhlen auch zur chronischen Sinusitis führen kann. Diese als 'Rhinitis sicca' bezeichnete Erkrankung (Rhinitis=Nasenentzündung, sicca=trocken) zeigt sich dann als hochrote, von gelblichen Borken und Krusten belegte Nasenschleimhaut, auch Nasenbluten kommt häufig vor. Um den Symptomen zu begegnen, wenden diese Menschen manchmal Nasensprays mit den weiter unten noch zu beschreibenden Sympathomimetika an – was die Problematik auf Dauer jedoch nur noch weiter verschärft. Bei trockener Nase im Alter ist daher wie generell bei Problemen mit verschleimten, entzündeten Nasenschleimhäuten eine 'Nasendusche' mit isotonischer Kochsalzlösung vorzuziehen. Diese Methode wird auf Seite 44 besprochen.

Nasennebenhöhlenentzündung und Allergie

Eine Allergie auf Pollen, Tierhaare oder Hausstaub wird häufig als unabänderlich hingenommen. Schon für sich genommen sind diese Reaktionen auf eigentlich ja harmlose Stoffe sehr lästig, die räumliche Nähe der betroffenen Schleimhäute zu den Nasennebenhöhlen verleiht den allergischen Erscheinungen jedoch einen zusätzlichen Krankheitswert. Die allergisch bedingte Entzündung der Schleimhäute des Kopfes gilt (neben fortgeleiteten Infekten und Polypen im Nasenraum) als eine der Hauptursachen für die Entstehung und Unterhaltung chronischer Nasennebenhöhlenentzündungen. Deshalb sollte der Behandlung einer allergischen Grunderkrankung bzw. Fehlregulation besondere Aufmerksamkeit geschenkt werden.

Heuschnupfen, die saisonale Form der 'allergischen Rhinitis', macht sich durch gereizte Augen mit Juckreiz, übermäßige Schleimsekretion, Niesen, Blutfülle und Verschwellung der Schleimhaut des oberen Atemtrakts bemerkbar. Insbesondere die Allergie auf Hausstaubmilben bzw. deren Ausscheidungsprodukte ruft ein verstopftes Gefühl im Bereich der Nase hervor. Die bei Heuschnupfen nicht mehr gegebene Durchlässigkeit der Verbindungsgänge zwischen den einzelnen Nebenhöhlen und der Nase selber gilt deshalb als ein Hauptverursacher der chronischen Sinusitis. Es schwellen ja nicht nur die Schleimhäute der Nasenmuscheln selbst an, sondern auch die Einmündungen der Nasennebenhöhlen. Aufgrund eines immunologischen Vorgangs tritt dabei aus den Schleimhaut-versorgenden Venen Wasser ins Gewebe aus, und da die Venengeflechte der Nasenschleimhaut bis in die Öffnungen der Nasennebenhöhlen hineinreichen, werden sie bei Allergie leicht verlegt. Eine gute Belüftung ist dann nicht mehr gegeben, was die Ausbreitung anaerober Bakterien (d.h. Keimen, die für Überleben und Vermehrung keinen Sauerstoff benötigen) erleichtert. So führt dieser Vorgang wie bei Infekten und anatomischen Hindernissen auf einer gemeinsamen Endstrecke zur chronischen Sinusitis. Auch die zum Ohr führende Eustachische Röhre und das Mittelohr selbst können betroffen sein und Entzündungen dort den Weg ebnen. Wenn bei Kindern außerdem ein Asthma bronchiale vorliegt, können solche lang anhaltenden Schleimhautschwellungen zusätzlich Polypen hervorrufen, von denen bereits auf Seite 18 die Rede war. Auch das Asthma bronchiale entsteht oftmals auf der Grundlage eines Heuschnupfens gegen Tierhaare, Pollen und Staub, alleine deshalb sollte diese Fehlregulation des Immunsystems niemals auf die leichte Schulter genommen werden.

Es liegt bei alledem nahe, im Falle Heuschnupfen-bedingter Sinusitis zunächst die allergischen Schwellungen der Schleimhaut zu behandeln. Hierzu bieten sich in der Akutsituation schulmedizinische Mittel wie moderne Antihistaminika an, die das für die Schleimhautschwellung ursächliche Histamin an den Bindungsstellen verdrängen. Die sogenannten Antihistaminika der zweiten Generation (wichtigste Vertreter dieser Stoffklasse sind Cetirizin und Loratadin) wirken weniger sedierend und sind im allgemeinen besser verträglich als früher, da sie das zentrale Nervensystem nicht beeinflussen.

Ein vielversprechender Ansatz in der antiallergischen Therapie mit dem Anspruch, die Reaktionen des Immunsystems auf ein physiologisches Maß zu beschränken ist die 'Allergen-spezifische Immuntherapie' bzw. 'Hyposensibilisierung'. Hierbei wird das Immunsystem des Betroffenen mehrphasig in aufsteigender Dosierung mit Allergenen konfrontiert, was auf längere Sicht zu einer Toleranzentwicklung gegenüber diesen Stoffen führt. Die Präparate beinhalten Pollen, Milben, Tierhaare oder auch Schimmelpilze, die als Allergieauslöser nicht immer beachtet werden und dann bei Nichteinbeziehen in die Therapie zum Versagen derselben führen. Wer die jahrelangen, kostenintensiven „Spritzkuren“ mit diesen Stoffen scheut, kann eine Tabletten-Immuntherapie ('Allergenspezifische sublinguale Immuntherapie [SLIT]' – auf Kassenrezept !) versuchen, bei der die Allergene in Form einer schnell löslichen Tablette von der Mundschleimhaut aufgenommen werden. Sie wird einmal täglich unter die Zunge gelegt, wo zügig eine Aufnahme über die Schleimhaut erfolgt. Um unerwünschte Reaktionen auszuschließen, muß auch diese Anwendungsform zunächst unter ärztlicher Aufsicht stattfinden. Die Arzneimittelkommission der deutschen Ärzteschaft hält die Wirksamkeit dieser neuen Methode nur bei Gräserpollenallergie, also Heuschnupfen, für belegt.[12] Die beiden derzeit auf dem Markt befindlichen Präparate beinhalten Extrakte diverser Gräserpollenallergene.[13]

Es ist bei diesen letztgenannten Therapieansätzen wichtig, einen Heuschnupfen konsequent über mehrere Jahre hinweg zu behandeln, möglichst im Januar oder Februar beginnend, also vor dem Einsetzen der Gräserblüte im Frühling, eventuell auch kombiniert mit der auf Seite 93 beschriebenen 'Mikrobiologischen Therapie' und/oder einer Eigenbluttherapie (→ S. 98).

Eine Grundbedingung gibt es für den Erfolg einer naturheilkundlichen Allergietherapie: um tierische Eiweiße, insbesondere Milch und Milchprodukte und die ganze Palette der weißen Tiefkühlregale sollte ein weiter Bogen gemacht werden. Viele Unannehmlichkeiten und Leiden von Allergikern können sich bessern, wenn Milch und Milchprodukte durch Sojaprodukte und andere fast gleichwertige Eiweißquellen ersetzt werden.

Diese kaum einschränkende Lebensumstellung läßt sich insbesondere bei Kindern durch die Gabe von Schwarzkümmelöl ergänzen. Schwarzkümmel ist das Gewürz auf türkischem Fladenbrot. Das im Rahmen der Behandlung verwendete Öl dieser Pflanze kommt meist aus Ägypten, wird aber seit einiger Zeit auch in Österreich hergestellt.[14] Schwarzkümmelöl wird z.B. tropfenweise in normales Salatöl eingerührt. Für Erwachsene kommt zur Allergiebehandlung eventuell auch eine subkutane Injektionsserie mit Eigenblut (→ S. 98) plus Ameisensäure in den Oberarm in Betracht. Auch Injektionen mit Gencydo®, einem Präparat aus der anthroposophischen Medizin (Extrakte aus Citrussaft und Quitte), können versucht werden. Solche Injektionen sind natürlich etwas schmerzhaft und daher für Kinder kaum geeignet. Weitere Mittel, die bei Heuschnupfen angewendet werden, enthalten Luffa operculata (→ S. 77). Eine Auswahl:

- 'Allergo-loges® Tropfen' – enthält neben dem in der Homöopathie gebräuchlichen Mittel Luffa operculata (D4) noch weitere antiallergische Komponenten wie Ameisensäure (Acidum formicicum D4) und Honigbiene (Apis mellifica D4). Bei Erwachsenen läßt sich die Einnahme der Tropfen gut mit einer noch im Winter beginnenden Eigenblutbehandlung kombinieren.
- 'Heuschnupfenmittel Dreluso' – Der Wirkstoff dieses Präparats ist ebenfalls Luffa operculata in der D4, hier als Einzelmittel.
- Auch 'Euphorbium comp Nasentropfen SN' der Firma Heel beinhalten Luffa operculata, allerdings mit höherem Wirkstoffgehalt (D2) und in Kombination mit anderen homöopathischen Mitteln.

Asthmatiker mit Nasennebenhöhlenbeschwerden tun gut daran, Medikamente wie Acetylsalicylsäure (ASS) oder nichtsteroidale Antirheumatika (NSAR – z.B. Diclofenac), die wegen anderweitiger Indikationen genommen werden, möglichst nicht zu verwenden. Vor allem das ASS führt bei Asthmatikern gehäuft (in 30-40% der Fälle) zu einer Arzneimittel-Überreaktion, die sich akut mit Verstopfung der Nase, geschwollenen Augen, Husten und zusätzlichen Atemschwierigkeiten äußert. Bei häufiger ASS-Einnahme kann es daher zu einer Verschlimmerung sowohl des Asthmas als auch einer chronischen Sinusitis kommen. Auch die Entstehung von Nasenpolypen wird mit einer

ASS-Überempfindlichkeit in Verbindung gebracht. Patienten im höheren Alter, die ASS bei arteriellen Durchblutungsstörungen des Herzens oder des Gehirns zur Hemmung der Blutgerinnung einnehmen, können sich eventuell vom Arzt das ohnehin wirksamere Alternativpräparat Clopidogrel verschreiben lassen. Dies Mittel ist allerdings etwa achtzigmal so teuer wie niedrig dosiertes ASS. Auch für die bei Schmerzen des Bewegungsapparates so häufig verordneten 'nichtsteroidalen Antirheumatika' (NSAR) wie Diclofenac etc. gibt es (teurere) naturheilkundliche Alternativen, in erster Linie sind hier Extrakte aus der Weidenrinde zu nennen. Weidenrinde bietet den zusätzlichen Vorteil, die Magenschleimhaut nicht zu belasten, was eine typische Nebenwirkung der NSAR ist.

Die Meidung der allergieauslösenden Stoffe wäre eine weitere Therapieoption. Dies ist jedoch leichter gesagt als getan, denn wer kann es sich schon erlauben, seinen Hauptwohnsitz auf eine Nordseeinsel zu verlegen? Wenn allerdings beispielsweise eine Katze die Ursache ist, sollte diese vielleicht doch besser vor die Tür gesetzt werden. Nur – welcher Katzenliebhaber trennt sich schon gerne von seinem Tier? Vielleicht tröstet es zu wissen, daß Katzenhaare trotz gründlicher Reinigung noch jahrelang in einer Wohnung zurückbleiben und daher eine abrupte Besserung der Allergie durch die Weitergabe der Katze ohnehin nicht erreicht werden kann.

Von der allergisch bedingten Sinusitis ist die 'nasale Hyperreaktivität' abzugrenzen, die bereits weiter oben im Rahmen der Schwimmbadsinusitis erwähnt wurde (→ S. 21). Symptomatisch äußert sich diese „übermäßige Reaktion der Nasenschleimhaut“ (so ließe sich der Begriff der nasalen Hyperreaktivität übersetzen) mit Niesreiz, Verstopfungsgefühl im Kopf und Sekretfluß auf Stoffe wie Tabakrauch, Farbdünste oder Nebel sowie Temperaturveränderungen; auch psychische Auslöser können eine nasale Hyperreaktivität unterhalten. Allergisch verursachte Sinusitis und nasale Hyperreaktivität ähneln sich und kommen manchmal gemeinsam vor. Histamin und andere Gefäßsystem-beeinflussende Stoffe spielen auch bei der nasalen Hyperreaktivität eine Rolle, jedoch kommt es zu keiner allergischen Reaktion auf Tierhaare und andere typische Allergene.

Die chronische Nasennebenhöhlenentzündung als schwelender Krankheitsherd

Die chronische, therapieresistente Sinusitis bleibt, wie an den Komplikationen deutlich wird, nicht immer auf die Nasennebenhöhlen beschränkt. Aber selbst wenn sich keine drastischen Folgeerkrankungen bemerkbar machen, kann eine chronische Entzündung im Verlauf zu einer unterschwelligen Sensibilisierung des Organismus führen, die den Boden für weitere Erkrankungen und Schmerzzustände in höherem Lebensalter bereiten.

Ebenso wie bei der chronischen Mandelentzündung und vor allem bei wurzeltoten, nicht sanierten Zähnen erfolgt eine Ausbreitung von Bakteriengiften oder der Erreger selbst über die Lymphe. Es finden sich daher in solchen Fällen meist langfristig vergrößerte, tastbare Lymphknoten am Hals, die mehr oder weniger schmerzlos sind, aber dennoch zeigen, daß die Abwehrkräfte des Organismus nicht ausreichen, um der konstanten Giftbelastung Herr zu werden. Entzündungen sind Zeichen einer Überwindungsreaktion des Organismus; wenn Entzündungen nicht ausheilen, kommt es zur schleichenden Selbstvergiftung.

Folgeschäden einer solchen chronischen Beherdung beziehen den gesamten Organismus ein. Es ist sehr wahrscheinlich, daß fortwährend entzündete Nasennebenhöhlen für den Organismus – und das vegetative Nervensystem im engeren Sinne – eine Störung darstellen, die weiteres chronisches Siechtum nach sich ziehen. Bakteriengifte aus dem Herd können als Fremdstoffe über das vegetative Nervensystem den gesamten Organismus sensibilisieren und besonders am Bewegungsapparat Schäden setzen. Rheumatische oder andere Bindegewebserkrankungen wie z.B. die in den letzten Jahren so oft diagnostizierte Fibromyalgie werden daher in der Naturheilkunde als typische Folgeerkrankungen solcher chronisch entzündlichen Entzündungsprozesse im Kopfbereich angesehen. Es fällt auf, daß bei vielen chronischen und degenerativen Leiden meist über lange Zeit hinweg entzündlich schwelende oder kaum wahrgenommene 'kalte' Kopfherde bestehen.

Im Jahre 1955 erschien in der Schweiz ein wichtiges naturheilkundliches Werk, dessen Verfasser, der Zahnarzt Dr. Hugo Batt, die 'vegetative Ermüdung als pathogenetisches Prinzip' – so der Titel – auf eine Vielzahl unterschiedlicher Folgeerkrankungen bezog. Er sah eindeutige Zusammenhänge von entzündlichen Herderkrankungen und der Entwicklung zunächst unspezifischer Krankheitserscheinungen wie den sogenannten 'Akroparästhesien' (abgestorbene Finger), Schlaflosigkeit, Erschöpfung, Frieren, Muskelzuckungen, Gelenkknacken usw.[15] Leider ist sein Werk seitdem nicht wieder neu aufgelegt worden, wohl aufgrund verschiedener zeitspezifischer Passagen, die heute nicht mehr aktuell erscheinen. Die Hauptaussagen sind jedoch gültiger denn je: Entzündungsherde (und falsche Ernährung) zerrütten das vegetative Nervensystems mit der Folge verschwommener, chronischer Krankheitsbilder, über die heute zunehmend geklagt wird.

Der Heilpraktiker Josef Angerer faßte die häufig vorkommenden (Kopf-)Herde ihrer Bedeutung nach zusammen: Er nannte in erster Linie kranke Zähne, die trotz der heute möglichen zahnerhaltenden Maßnahmen an Bedeutung gewinnen, dann in absteigender Häufigkeit die Mandeln, schließlich die Nasennebenhöhlen und eventuell den Darm und die Gallenblase. Die Folgeerkrankungen solcher und anderer Herde werden so lange nicht kausal behandelbar sein, wie die Herdwirkung einer chronischen Sinusitis (oder chronisch entzündeter Mandeln oder beherdeter Zähne etc.) im Hintergrund anhält.

Das Vorgehen der Versorgungsmedizin

Bei einer unkomplizierten Sinusitis setzen Mediziner zunächst fast immer auf abschwellende Nasentropfen oder -sprays mit lokal gefäßverengenden Mitteln, die sogenannten Sympathomimetika. Nach Aufnahme des Mittels schwellen die Schleimhäute im Nasenraum selber ab, jedoch nicht innerhalb der Nasennebenhöhlen.[16] Da als Reaktion auf diese Sprays nach etwa 6 bis 8 Stunden eine reaktiv verstärkte Blutfülle der Nasenschleimhaut mit Anschwellung auftritt, müssen die Patienten nach dieser Zeit erneut zu ihren Tropfen oder Sprays greifen.[17] Werden die Sympathomimetika länger als eine Woche genommen, kommt es nach und nach zu einer anhaltenden Störung der natürlichen Blutgefäßregulation in der Nasenschleimhaut. Dieser Zustand ist bald nur noch schwer zu beheben und führt eventuell sogar zu einem lokalen Gewebeschwund. Die bei Absetzen der Sympathomimetika (meist handelt es sich dabei um den Wirkstoff Xylometazolin) trockene und verstopfte Nase verlangt bei längerer Anwendung nach immer neuen Dosen des Mittels. Bei fortgesetztem Gebrauch stellt sich ein Teufelskreis ein, der schließlich zur Gewöhnung und Abhängigkeit führt – es sei denn, man verzichtet möglichst bald komplett auf die drastisch abschwellende, aber kurzfristige Wirkung der Medikamente. Bei langjähriger Benutzung der Sympathomimetika kann man sich eigentlich nur durch den totalen Verzicht befreien, möglichst an einem verlängerten Wochenende oder im Urlaub. Einen solchen Mittelentzug

„dankt“ die Nase allerdings mit zeitweise kompletter Verstopfung. Um nicht vollständig auf Mundatmung in dieser kritischen Entwöhnungsphase angewiesen zu sein, kann man zunächst nur bei einem Nasenloch auf das Spray verzichten, so daß weiterhin eine Atmung auf der anderen Seite möglich ist. Läßt das Verstopfungsgefühl auf der unbehandelten, entwöhnten Seite nach, kann das Spray auch auf der bislang weiterbehandelten Seite weggelassen werden. Sicher muß im Anschluß an diese „Schlußpunkt“-Methode für einige wenige Tage eine trokkene Nase, teilweise mit Mundatmung, hingenommen werden, danach bessert sich der Zustand jedoch meist und das Verlangen nach Spray verliert sich. Jeder Versuch der langsamen Mittelausschleichung über einen längeren Zeitraum führt dagegen zu Mißerfolgen.

Die Abhängigkeit erzeugende Wirkung der lokal angewendeten Sympathomimetika ist den Ärzten seit ihrer Markteinführung bekannt. Nach einem der ersten Präparate, dem Privin®, wird diese Form des Arzneimittelmißbrauchs als Privinismus bezeichnet. Meist wird empfohlen, die abschwellenden Sprays nur wenige Tagen zu benutzen – ein Ratschlag, der angesichts der wohltuenden pharmakologischen Wirkung jedoch nicht immer befolgt wird.

Als Alternative zu den Sympathomimetika kämen ein in Europa noch wenig bekanntes Capsaicin-Spray (→ S. 75) oder die auf Seite 79 beschriebenen Kumpf'schen Inhalationen in Frage. Auch Coldastop® Nasen-Öl oder ein einfaches Meersalzspray können helfen, die trockene Nasenschleimhaut zu regenerieren. Diese wird außerdem durch viel Bewegung in frischer Luft befeuchtet, was über die ersten schwierigen Tage der Entwöhnung hinweghelfen kann. Raucher sollten den Entzug des Nasensprays mit einem Rauchstopp verbinden.

Auch die Mössinger-Salbe, erwähnt im Abschnitt 'Mittel

der Pflanzenheilkunde' (→ S. 85), stellt eine brauchbare Alternative zu den abschwellenden Sprays und Tropfen dar. Sie läßt sich nach einem alten Rezept in der Apotheke anfertigen.

Abschließlich muß noch bemerkt werden, daß Sympathomimetika nur selten frei sind von dem konservierenden Hilfsstoff Benzalkoniumchlorid, welcher die Zellen und Flimmerhärchen des Atemtraktes schädigt. Die abschwellenden Nasensprays und Tropfen enthalten fast alle diesen Konservierungsstoff (Ausnahme u.a. Snup® akut Nasenspray 0,05% / 0,1%). Auch harmlos wirkende Kochsalzsprays beim Discounter enthalten manchmal Benzalkoniumchlorid. Ein Blick auf die Inhaltsstoffe verschafft Klarheit. Bei den salzhaltigen Tropfen und Sprays kommen das Emser® Nasenspray und die Emser® Nasentropfen (eher für kleine Kinder) ohne Konservierungsstoffe aus, diese sind dann über 6 Monate haltbar.

Eine beliebte Alternative oder auch Ergänzung zu den lokal angewendeten Sympathomimetika stellen die bisher nicht rezeptpflichtigen Erkältungskapseln und -säfte dar. Vor diesen Mitteln, die den ebenfalls gefäßverengenden Wirkstoff Phenylpropanolamin enthalten, kann nur dringend gewarnt werden! So zeigte eine in Amerika veröffentlichte Studie auf, daß der Gebrauch dieses Wirkstoffs für Frauen mit einem dreifach erhöhten Risiko einhergeht, einen Schlaganfall aufgrund einer Hirnblutung zu erleiden. Da der Stoff auch in einem bekannten Appetitzügler enthalten ist und bei diesbezüglicher Anwendung sogar mit einem 16-fach erhöhten Risiko für einen Schlaganfall behaftet ist, gehen die Benutzer von solchen frei verkäuflichen Mitteln unnötige Risiken ein.[18] An diesem Beispiel zeigt sich deutlich, wie selbst harmlos erscheinende, frei verkäufliche Pharmaprodukte die Gesundheit ruinieren können.

Kinder sollten ohnehin nur eine isotonische Kochsalzlösung, möglichst ohne Konservierungsmittel, in Form von Nasentropfen bekommen. Besonders zugeschnitten auf den Einsatz bei Erkältungen, Sinusitiden und Heuschnupfensymptomen sind die bereits erwähnten 'Emser® Salz'-Produkte. Sie lassen sich mit der ebenfalls in der Apotheke erhältlichen speziellen 'Emser® Nasendusche' applizieren, wobei die Lösung in ein Nasenloch hineinläuft und aus dem anderen wieder heraus. (Bezugsadresse siehe Anhang). Zur Inhalation einer vernebelten Kochsalzlösung eignet sich auch ein sogenanntes Pari-Inhaliergerät, insbesondere das 'Pari Sole N'-Gerät. Manchmal werden solche Inhaliergeräte, die es für verschiedene Indikationen in unterschiedlicher Ausführung gibt, von Apotheken leihweise abgegeben. Zur Behandlung der Nasennebenhöhlen bedient man sich bei diesem System einer Maske, während das Mundstück zur Behandlung der Bronchien benutzt wird.

Die Anwendung trockener Wärme (Bestrahlung mit Rotlicht oder mit Kurzwellen, Kopflichtbäder) nach kurzfristig abschwellenden Nasentropfen soll einen schnelleren Rückgang der Entzündung bewirken. Die Meinungen hierzu sind geteilt, denn äußerlich zugeführte Wärme kann einer akuten Entzündung auch zusätzlich „einheizen", vor allem bei verschlossenen Nebenhöhlen sollte dieses Hausmittel nicht eingesetzt werden. Eine bewährte Methode aus Großmutters Zeiten ist dagegen die feuchte Wärmeanwendung mit Hilfe von Kamilledampfbädern unter einem weiten Tuch. Für die chronische Sinusitis mit eher trockenen Schleimhäuten eignet sich dagegen der schon erwähnte Kumpf'sche Inhalationstee (→ S. 79).

Als wichtigste Säulen der ärztlichen Therapie gelten neben den abschwellenden Maßnahmen nach wie vor die Sekretverflüssigung sowie desinfizierende Maßnahmen. Mit den Mitteln der Versorgungsmedizin können die stockenden

Sekrete, die ja schmerzverursachend sind und auch als Nährboden für Keime dienen, ausgeschieden werden. Gelomyrtol® ist ein häufig gegebenes Mittel, das wohl allen 'Sinus sufferers' (wie sich die Sinusitis-Erkrankten in englischsprachigen Ländern bezeichnen) bekannt ist. Die dicken Kapseln enthalten als Inhaltsstoff Myrtol, der nach seiner Freisetzung im Dünndarm über das Blut den Weg zu den Schleimhäuten findet und der sensorisch im Nasen-Rachenraum wahrgenommen wird. Beliebt sind auch Dampfbäder mit dem im heißen Wasser aufgelösten Kapselinhalt. Größte Vorsicht ist allerdings geboten, wenn ein Lippenherpes bekannt ist, denn dessen schmerzhafte Bläschen können nach solchen Inhalationen sehr heftig aufbrechen. Es gibt auch Menschen, die das Mittel aufgrund von Problemen im Verdauungstrakt nicht über einen längeren Zeitraum vertragen. Viele geben ohnehin nach vier oder fünf Tagen auf, weil das Myrtol-Aroma ihnen zu penetrant ist. Einige Ärzte zweifeln am Nutzen von Gelomyrtol®, dennoch wird es nach wie vor oft und gern verschrieben und wird wohl weiterhin erstattungsfähig bleiben. Gelomyrtol® wird manchmal im täglichen Wechsel mit Sinupret® verordnet (→ S. 72) oder zusätzlich mit entzündungshemmenden Enzymen, z.B. dem Bromelain, das auf Seite 89 vorgestellt wird. Solche Enzyme sind allerdings nicht erstattungsfähig.

Antibiotika

Die antibiotische Therapie hat ihren festen Platz im Therapieschema der Medizin, weil sie die Bakterien in den Nasennebenhöhlen dezimiert und den eingangs beschriebenen Komplikationen vorbeugt. Selbstverständlich erwarten auch die Patienten eine schnelle, effektive und gründliche Therapie, wie sie diese Medikamente versprechen. Der Erfolg stellt sich zumindest bei der akuten Sinusitis rasch ein, ist jedoch bei der chronischen Form meist nicht von Dauer. Oft tritt die Sinusitis in kürzester Zeit wieder auf, weil ihre Begleitumstände (evtl. zugrundeliegende Allergie, Polypen, Pilzbelastungen, kalte Füße, Sodbrennen/Refluxerkrankung, Veränderungen des Darmmilieus, besondere Bedürfnisse bei lymphatischen Konstitution...) durch die Einnahme von Antibiotika nicht behoben werden. Im Gegenteil: weil Antibiotika neben den Bakterien in den Nasennebenhöhlen auch die nützlichen Bakterien im Darm dezimieren, beeinträchtigen sie das dort angesiedelte Immunsystem und verursachen indirekt eine erhöhte Infektanfälligkeit. Schließlich ist der Darm das größte Immunorgan des Körpers. Die gesunde Darmflora mit Ihren Nutzbakterien (vor allem den Laktobazillen und Bifidobakterien) beeinflußt dagegen die Abwehrleistungen des Gesamtorganismus durch permanente Schulung der im Dünndarm ansässigen Immunzellen günstig und verhindert auf diese Weise Infekte. Werden die „guten“ Bakterien im Darm jedoch durch häufige Antibiotikaeinnahme immer wieder dezimiert, fassen dort im Laufe der Zeit schädliche Keime wie z.B. Clostridien oder Hefen Fuß. Diese vermehren sich im Darm besonders nach der Verabreichung von Breitband-Antibiotika und können bei anhaltender Besiedlung die unterschiedlichsten chronischen Beschwerden hervorrufen. Vor allem bei ständig wiederkehrenden Infekten kann hier ein Zusammenhang zur Antibiotikaeinnahme gesehen werden.

Zunächst zeigt sich die Fehlbesiedlung des Darms durch Durchfälle und manchmal schmerzhafte Blähungen. Meist reguliert sich die Mikrobiologie des Darmes danach von selbst wieder, jedoch nicht immer. Insbesondere bei langfristigen Diätfehlern mit hohem Anteil von Einfachzuckern und Fleisch haben schädliche Keime einen Überlebensvorteil und kolonisieren den Darm.

Eine Beurteilung der Darmflora ist nicht schwer. Mit Hilfe einer mikrobiologischen Untersuchung des Stuhls läßt sich der bakterielle Status quo relativ einfach klären. Bei nachgewiesener Fehlbesiedlung des Darms können die Folgen mit Hilfe von Heilerde in Grenzen gehalten werden. Heilerde bzw. Löß (z.B. Luvos® Heilerde 1 oder Luvos® Heilerde Kapseln) bindet die von Bakterien freigesetzten Giftstoffe und reduziert damit zunächst einmal die Beschwerden.[19] Insbesondere bei schwerwiegenden Infektionen (etwa mit Clostridien) reagiert die Versorgungsmedizin jedoch mit der Gabe spezieller Antibiotika, um der Gefahr schwerer Dickdarmentzündungen vorzubeugen.

Auch Darmpilze wie Candida albicans nutzen den durch häufige Antibiotikaeinnahme frei werdenden Lebensraum des Darms. Sie sind in der Lage, Durchfälle, Blähungen, Abgeschlagenheit, Abwehrschwäche, Haut- und Schleimhauterkrankungen hervorzurufen. Im Rahmen der Stuhldiagnostik läßt sich auch ein solcher Befall des Darms mit Pilzen (als 'Mykose' bezeichnet), feststellen. Trotz offensichtlicher Zusammenhänge werden Mykosen des Darms bei ansonsten relativ gesunden Menschen als Auslöser von ernsthaften Beschwerden nach wie vor sehr kontrovers diskutiert, während Mykosen im Bereich von Nase und Nasennebenhöhlen als Verursacher der Sinusitis durchaus berücksichtigt und behandelt werden, so sie denn erkannt werden. Ob Darmmykosen über eine reduzierte Infektabwehr und Allergisierung an der Aufrechterhaltung chronischer Nasennebenhöhlenentzündungen wesentlich beteiligt sind, läßt sich allerdings bis jetzt auch kaum eindeutig beweisen – aber auch nicht ausschließen, es sei denn, man betrachtet die Organsysteme des Körpers als eigenständige und weitgehend separat funktionierende Einheiten. Auch die Darmpilztherapie mit dem Standardmedikament Nystatin ist hinsichtlich der erhofften Sanierung langfristig nicht immer erfolgreich, so daß sich die im 'Fahrwasser' der Darmsanierung erhofften Verbesserungen an den Nasennebenhöhlen nicht zwangsläufig einstellen. Vielleicht kehren die Pilze aufgrund fortbestehender Diätfehler (in erster Linie hoher Zuckerkonsum, der den Pilzen als Substat dient) zurück. Die Verdrängung von Darmpilzen wie Candida albicans und die Rückkehr zu einer normalen Darmflora scheint dauerhaft auch nur dann erreichbar zu sein, wenn zusätzlich zur medikamentösen Therapie mit Nystatin die Sekretion der Verdauungsorgane im oberen Darm (Bauchspeicheldrüse und Leber/Gallenblase) und des Magens angeregt wird. Dies geschieht mithilfe der auf Seite 96 abgehandelten Bitterstoffe sowie mit einer umfassenden Mikrobiologischen Therapie (→ S. 94).

Bei einer solchen Darmtherapie ist vor allem der Gesamtbefund der Stuhluntersuchung ausschlaggebend, da nach Antibiotikabehandlung nicht nur Pilze, sondern wie erwähnt auch Bakterien, die im Darm eigentlich nichts zu suchen haben, die Oberhand bekommen können. Meist ist eine solche Verschiebung des Keimspektrums nicht von langer Dauer. Wenn sich in der Stuhldiagnostik jedoch deutliche Milieuveränderungen im Darm inklusive eines Befalls mit Candida albicans nachweisen lassen, kann davon ausgegangen werden, daß die Barrierefunktion des Darms gegenüber Fremdstoffen herabgesetzt ist; letztere können dann relativ ungehindert ihren Weg in die Blutbahn finden. Ursächlich für die erhöhte Durchlässigkeit des Darms sind Stoffwechselprodukte schädlicher Bakterien und eine zunehmende Alkalisierung des Darminhalts aufgrund von Ammoniak, der von den schädlichen Bakterien produziert wird.

Weiterhin sollte im Rahmen der Stuhldiagnostik die Funktionsfähigkeit des 'darmassoziierten Immunsystems' beurteilt werden. Dies geschieht durch den zusätzlichen Nachweis bzw. Mangel eines bestimmten Immunglobulins der Schleimhäute, des sIgA ('Sekretorisches Immunglobulin A', dessen unterer Grenzwert 0,7 mg/g beträgt). Das schleimhautschützende sIgA stellt die erste Verteidigungslinie gegenüber schädlichen Substanzen im Darm dar. Ein Mangel an sIgA, hervorgerufen u.a. durch schleimhautinvasiven Hefepilzbefall (meist Candida albicans) mit Freisetzung von aggressiven, zellzerstörenden Enzymen kann eine erhöhte Anfälligkeit für bakterielle und virale Infektionen mit erklären.

Nicht nur die Neben- und Nachwirkungen von Antibiotika stimmen nachdenklich, auch der vordergründige Nutzen ihres Einsatzes bei Nasennebenhöhlenentzündungen ist umstritten: so kam eine niederländische Studie mit 272 Sinusitis-Patienten im Jahre 1997 zu dem Ergebnis, daß eine Behandlung mit Amoxicillin, einem oft gegebenen Antibiotikum, komplett sinnlos sei. Dies Antibiotikum beeinflußte laut Studie weder den kurzfristigen Verlauf der Erkrankung noch das Wiederauftreten der Sinusitis zu einem späteren Zeitpunkt. Sowohl bei den antibiotikabehandelten Patienten als auch bei den Patienten ohne diese Medikation besserte sich das Krankheitsbild nach zwei Wochen (83% ggü. 77%). Allerdings gaben 28% der mit dem Antibiotikum behandelten Patienten an, unter Nebenwirkungen, in erster Linie Durchfällen, zu leiden (was Ausdruck der bakteriellen Fehlbesiedlung nach Antibiotikagabe ist).[20]

Zusammenfassend muß gesagt werden, daß fast alle Antibiotika in der Lage sind, die beschriebenen Darmstörungen hervorzurufen. Darüber hinaus werden einige Keime zunehmend resistenter gegenüber Antibiotika, was auf die überzogene Verwendung solcher Präparate zurückzuführen ist. Dies Problem ist zwar längst erkannt, ein weitgehender Verzicht auf Antibiotika bei banalen Infektionen ist in Deutschland jedoch noch immer nicht in Sicht. Noch schlechter sieht die Lage in Ländern der 3. Welt in Afrika und Asien aus, wo Antibiotika nach wie vor massenhaft verschrieben werden und die Resistenzentwicklung bestimmter Bakterienstämme entsprechend hoch ist.

Als Fazit mag festgehalten werden, daß die Anwendung von Antibiotika bei der akuten und mehr noch bei der chronischen Sinusitis meist eine therapeutische Reflexhandlung darstellt, die dem Patienten offensichtlich nur sehr kurzfristig hilft und allzu oft in einen Kreislauf immer wiederkehrender Infektionen führt.

Punktionen und Operationen

Eine weitere Domäne der Versorgungsmedizin nach Ausreizung konservativer Verfahren ist die operative Sanierung der betroffenen Nasennebenhöhlen, in letzter Zeit zunehmend mit Hilfe endoskopischer Verfahren. Vor allem dann, wenn „der Fall" nach Durchlaufen der konservativen Behandlungsschiene endgültig aus dem Ruder gelaufen ist oder anatomische Hindernisse als Grund für eine chronische Sinusitis angesehen werden, aber auch nach Schädelbrüchen und bei Nachweis von Polypen, können solche endoskopischen Operationen angeraten werden. Aufgrund der Fortschritte bei der Entwicklung der Nasenendoskopie bevorzugt man in letzter Zeit diese weniger riskanten Verfahren.

Ein „Klassiker" ist die Punktion der betroffenen Nasennebenhöhlen: Um einen Zugang zu den Kieferhöhlen zu schaffen, wird in örtlicher Betäubung über den unteren Nasengang eine Kanüle durch den dort besonders dünnen Knochen gebohrt. Das eitrige Sekret im Inneren der Höhle wird abgesaugt und ein schleimhautabschwellendes Medikament sowie ein Antibiotikum eingebracht. Die Punktion der Stirnhöhlen erfolgt mit Hilfe eines Zugangs von außen ('Beck-Bohrung'). Hierzu wird eine Öffnung im Bereich der Augenbraue geschaffen, die mit Kunststoffröhrchen für einige Tage offen gehalten wird. Auf diesem Weg wird auch die Spülflüssigkeit eingebracht, die sich später aus der natürlichen Öffnung der Stirnhöhlen in den Nasenraum entleert. Manchmal wird auch nur die mittlere Nasenmuschel gespreizt, die Schleimhaut eventuell medikamentös zur Abschwellung gebracht und das Sekret an der dort befindlichen natürlichen Öffnung abgesaugt. Auch Radikalöffnungen der Kieferhöhlen (OP nach Caldwell-Luc u.a.) vom Mund aus sind möglich, werden aber kaum noch vorgenommen.

Bei Verstopfungsgefühl der Nase, Kopfschmerzen oder Schnarchen kann eine verkrümmte Nasenscheidewand operativ begradigt werden.

Insgesamt ist man mit Operationen in den letzten Jahren etwas zurückhaltender geworden, weil Erfolge nicht immer zu verzeichnen sind. Weniger als 10% der wegen Nasenscheidewandverkrümmung operierten Patienten sind nach 3 bis 14 Monaten vollauf zufrieden mit dem Ergebnis ihrer OP.[21]

Vor allem bei Neigung zu trockenen Schleimhäuten stellt sich eine Nasennebenhöhlenoperation meist als nutzlos heraus. Aufgrund der Entfernung von Knochen und Gewebe kommt es im Anschluß an OP`s oft zu chronischen Schmerzsyndromen, die häufig nur noch mit Hilfe von Schmerzmitteln, Antidepressiva, muskelentspannenden Medikamenten und psychologischer Schmerztherapie halbwegs beherrschbar sind.

Endoskopische Ballondilatation

Seit einigen Jahren steht der Medizin ein neues Instrument zur Sanierung von Nasennebenhöhlenentzündungen zur Verfügung, die von der Firma Acclarent Inc. entwickelte und vermarktete endoskopische Ballondilatation (Balloon sinuplasty™). Im Vergleich zu den bisherigen invasiven chirurgischen Methoden führt die Balloon sinuplasty™

lediglich zu einer mechanischen Aufweitung der Verbindungsgänge, der sogenannten 'Ostien', zwischen Nasenmuscheln und Nasennebenhöhlen und hinterläßt kein traumatisiertes Gewebe und auch keine Narben. Da es sich bei der Balloon sinuplasty™ um eine nichtoperative Technik handelt, kann der Patient bereits kurze Zeit nach der Behandlung die Klinik bzw. Praxis wieder verlassen. Die bei den bisherigen operativen Verfahren im Anschluß übliche, unangenehme Tamponade der Nase ist nicht erforderlich, allerdings kommt auch die Ballondilatation nicht ohne Narkose aus. Möglicherweise wird das neue Verfahren demnächst einen Großteil der quälenden Operationen überflüssig machen. Über den Langzeiterfolg der Methode läßt sich derzeit kaum etwas sagen, dieser muß jedoch belegt sein, damit das Verfahren anerkannt und von den Kassen abgerechnet werden kann. Fraglich ist insbesondere, ob die erhoffte Belüftung der behandelten Nasennebenhöhle(n) über Jahre hinaus gewährleistet ist. Dennoch ist die Methode vielversprechend genug, um sie hier zu beschreiben.

Im Mittelpunkt des krankhaften Geschehens steht wie beschrieben die mangelnde Belüftung der Nasennebenhöhlen aufgrund von Schleimhautschwellungen oder Polypen im Bereich der Ostien. Die daraus resultierende Blockade der Nasennebenhöhlen führt zur Bildung eines schmerzhaften Vakuums und einer Entzündung. Hier setzt die Ballondilatation an: die schon beim Gesunden eng angelegten Ostien werden mit der Balloon sinuplasty™ mechanisch erweitert, um den Sekretabfluß aus den Nasennebenhöhlen zu ermöglichen, diese wieder zu belüften und so dem chronischen Entzündungszustand ein Ende zu bereiten. Das Prinzip läßt sich vielleicht am ehesten mit der Aufdehnung von arteriosklerotisch verengten Herzkranzgefäßen in der Kardiologie vergleichen. Ähnlich wie dort werden die Ostien im Bereich der Nasennebenhöhlen mit einem kontrolliert dehnbaren, kleinen Ballon aufgeweitet, wodurch Schleimhaut und Knochen mechanisch auseinandergepreßt werden. Ein Video[22] zeigt den Ablauf der endoskopischen Ballondilatation.

Vor der eigentlichen Ballondilatation wird jedoch ein flexibler Katheter mit röntgendichtem Markierungsstreifen bis zum Ostium der betroffenen Nebenhöhle vorgeschoben, dieser dient der Plazierung des Ballons. Unter Röntgendurchleuchtung und endoskopischer Kontrolle erkennt der Arzt, wann der markierte Katheter das Ostium und die Nebenhöhle erreicht hat. Sobald dies der Fall ist, wird der zu diesem Zeitpunkt noch nicht entfaltete Ballon mit Hilfe des Führungsdrahtes zum verengten Ostium vorgeschoben und mit flüssigem Kontrastmittel unter Zuhilfenahme eines mitgelieferten Manometers mit ansteigendem Druck befüllt. Der im Durchmesser auf 8 mm dehnbare Ballon drückt sodann die Schleimhaut und den Knochen auseinander. Nach Ablassen der unter Druck stehenden Flüssigkeit aus dem Ballon werden der Ballon sowie der Katheter mit dem Führungsdraht aus der Nasennebenhöhle bzw. dem Ostium entfernt. Es bleibt ein erweiterter Verbindungsgang zurück, über den Schleim und Eiter abfließen können.

Nicht jeder Patient eignet sich für die neue Methode, es gibt einige Einschränkungen: bei Vernarbungen nach möglicherweise vorangegangenen Operationen, Befall mit Polypen, Tumoren sowie bei zystischer Fibrose und 'Ziliendyskinesie' eignet sich die Ballondilatation nicht.

Das Verfahren wird von den interessierten Fachkreisen mit großen Hoffnungen und Erwartungen besetzt. Auch das Interesse der schwerer betroffenen Sinusitis-Patienten ist naturgemäß groß, denn viele fürchten die chirurgischen Interventionen, die Schmerzen nach der Operation und die Tamponaden, während die medikamentöse Behandlung der Versorgungsmedizin ihnen keine ausreichende Linderung bietet. Für diesen an der rationalen Medizin orientierten Personenkreis könnte die Balloon sinuplasty™ in Zukunft eine dritte Behandlungsoption darstellen. Das Verfahren befindet sich jedoch erst wenige Jahre auf dem Markt, die Zahl der Studien zum Behandlungserfolg ist gering, außerdem wurden in die ersten Studien nur wenige Patienten einbezogen. Auch die bereits erfolgte Zulassung der amerikanischen Food and Drug Administration ist zur Beurteilung der langfristigen Wirksamkeit und Sicherheit der Methode wenig hilfreich, denn sie bestätigt lediglich die technische Sicherheit des Systems.[23] In den kommenden Jahren wird sich zeigen müssen, ob die mit Hilfe der Ballondilatation aufgedehnten Ostien langfristig erweitert bleiben oder ob Wiederholungsbehandlungen notwendig sind. Zumindest über einen Zeitraum von sechs Monaten scheint der Behandlungserfolg jedoch erwiesen zu sein.[24]

Ein weiterer Kritikpunkt betrifft die Röntgendurchleuchtung während der Behandlung. Diese ist notwendig, um die Position des eingebrachten Instrumentarium präzise lokalisieren und den Erfolg der Behandlung verifizieren zu können. Die dabei kaum zu umgehende Mitbestrahlung der Augenlinse ist jedoch bedenklich, da auf diese Weise nach Erreichen einer Dosis von 500 mGy ein Grauer Star (Katarakt) entstehen kann. Es wird zwar angenommen, daß die Durchleuchtung im Rahmen der Ballondilatation den Patienten mit einer sehr geringen Strahlendosis belastet, da die Linse im Schnitt nur 3,6 Minuten lang bestrahlt wird,[25] dennoch ist es wohl eher unwahrscheinlich, daß unterhalb des aufgestellten Grenzwerts von 500 mGy (der nach einer 30-minütigen Bestrahlungsdauer erreicht ist[26]) keinerlei Auswirkung auf die Linse besteht. So ließe sich darüber spekulieren, ob nicht etwa eine bestehende oder latente Zuckerstoffwechselstörung oder andere individuelle Faktoren das Risiko für einen Grauen Star zusätzlich erhöhen. Insgesamt bleibt doch festzustellen, daß das Versprechen eleganter Lösungen in der Medizin in der Folgezeit meistens Ernüchterungen hat Platz machen müssen. In der Praxis relativiert sich vieles, was zunächst mit großen Hoffnungen propagiert wurde. Hoffen wir, daß die Ballondilatation in den kommenden Jahren hierbei eine Ausnahme macht.

Wie hilft die Naturheilkunde ?

Motivation

Die chronische Sinusitis ist trotz aller Fortschritte der Medizin noch immer ein Leiden, das als aufreibend empfunden wird und das Leben der Betroffenen in Breitengraden mit feuchtkalter Witterung begleitet. An standardisierten Behandlungskonzepten fehlt es nicht, auch pflanzliche Mittel und traditionelle Anwendungen sind beliebt, aber halbherzig begonnene und abgebrochene, unzusammenhängende Therapieversuche sind kraftraubend und zehren an der Hoffnung, von diesem Übel befreit zu werden.

Die im zweiten Abschnitt dieses Buchs vorgestellten Mittel und Behandlungen sind keine neuartigen Wunderkuren. Vieles ist sogar altbekannt und wird bei der akuten, sporadisch auftretenden Form der Erkrankung seit langem erfolgreich eingesetzt. Doch bei der chronischen Verlaufsform der Sinusitis ist die Kombination der Therapien für den Erfolg entscheidend. Erst eine längerfristige und umfassende naturheilkundliche Therapie führt zu der erhofften gründlichen Ausheilung.

Ein solches Gesundheitsproblem zu sanieren gleicht in manchem der Trockenlegung eines Sumpfes (um ein Bild zu gebrauchen). Einen Sumpf trockenlegen – das kann nicht in drei Tagen gelingen. Erst müssen Entwässerungskanäle gezogen werden, die Schaffung von Zugangs- und Abfahrtswegen wird notwendig sein. Der Boden muß langfristig verbessert, die Landschaft im Rahmen des Möglichen verändert werden. Erst nach geduldiger Arbeit entsteht brauchbares Land. Eine solche aktive Geduld ist auch im Umgang mit chronischen Nasennebenhöhlenentzündungen entscheidend über den Erfolg der naturheilkundlichen Behandlung. Eigenwahrnehmung und langfristige Selbstmotivation sind die Grundlage für eine allmähliche, aber deutliche Heilung und geben verlorengegangenes Vertrauen in die Selbstheilungskräfte des Organismus zurück.

Allgemeine Ratschläge

Für eine Sinusitis-Behandlung, wie sie auf den folgenden Seiten vorgeschlagen wird, sollten mindestens einige Monate eingeplant werden, bei allergischer Komponente werden sogar Jahre benötigt. Hierzu bedarf es eines Stufenplans von allgemeinen, diätetischen und spezifisch naturheilkundlichen Maßnahmen. Nicht jede der im Folgenden beschriebenen Behandlungsmethoden eignet sich für jeden, insbesondere ist zu unterscheiden, ob der Nasennebenhöhlenentzündung eine Allergie zugrundeliegt, ob sie von häufig wiederkehrenden Infekten im Kopfbereich ausgeht oder ob eine sonstige spezielle Ursache wie z.B. eine anatomische Fehlbildung in Frage kommt. Wenn die Sinusitis auf eine allergische Erkrankung zurückgeht, ist die (naturheilkundliche) Behandlung der Allergie genauso wichtig wie die eigentliche Sinusitistherapie. Ab Seite 35 wurden bereits vorgreifend einige Möglichkeiten der naturheilkundlichen und auch der Standard-Allergiebehandlung angesprochen. Nasennebenhöhlenentzündungen bei gravierenden anatomischen Fehlstellungen oder bei speziellen Ursachen werden sich naturheilkundlich wohl nur bessern, nicht aber ausheilen lassen, hierzu bedarf es meist einer spezifischen oder operativen Therapie der jeweiligen Grunderkrankung.

Der weitaus überwiegende Teil der chronischen Nasennebenhöhlenentzündungen wird jedoch schon innerhalb der ersten Wochen auf eine naturheilkundliche Herangehensweise ansprechen. Doch auch in den Monaten darauf ist es sinnvoll, die kombinierten Therapien und insbesondere die im folgenden beschriebenen Allgemeinmaßnahmen weiter fortzusetzen, um eine Rückkehr der Beschwerden zu vermeiden.

Die Neigung der Schleimhäute zur Austrocknung mit nachfolgender Anfälligkeit für Infektionen steht hierbei ganz im Vordergrund der Aufmerksamkeit. Ein Grund für erhöhte Infektionsanfälligkeit ist, daß bei trockenen Schleimhäuten der schützende Feuchtigkeitsfilm mitsamt spezifischen Antikörpern reduziert ist. Letztere können in einem trokkenen Milieu nicht mehr optimal funktionieren. Es ist kein Zufall, daß der Häufigkeitsgipfel der Erkrankung in das Winterhalbjahr fällt. Bei Lufttrockenheit und ungünstigen Witterungslagen haben Keime es leicht, Kontakt mit der Schleimhaut aufzunehmen und in sie einzudringen. Wer oft und lange in Flugzeugen unterwegs ist, kennt die Aircondition-bedingten trockenen Schleimhäute und wohl auch die sich daran oftmals anschließenden Infektionen, denn die Keime der Atemluft werden während des Fluges ständig in einem geschlossenen Kreislauf verteilt. Im Flugzeug sollte daher viel Mineralwasser getrunken werden, um den Flüssigkeitsverlust auszugleichen. Aufgrund regelbarer Luftbefeuchtung ist geheizte Büroluft zwar meist nicht so trocken wie die Airconditionluft der Flugzeugkabinen, da man ihr jedoch über die Wintermonate hinweg permanent ausgesetzt ist, sollte dem anhaltenden Wasserverlust des Organismus auch hier mit Mineralwasser, Säften oder Tee begegnet werden.

In Wohnräumen mit normaler Heizung sollte die Luft zusätzlich zur vermehrten Flüssigkeitszufuhr feucht gehalten werden. Gerade ältere Menschen sollte hierauf vermehrt achten, weil sie, wie oben beschrieben, eher an trockenen Schleimhäuten leiden als Jüngere. Ein Luftbefeuchter ist ideal, allerdings muß bei der Verwendung eines solchen Geräts auf regelmäßige Reinigung geachtet werden, damit sich kein Schimmel bildet, der einer Allergisierung Vorschub leisten könnte oder Bakterien auswirft. Feuchte, kalte Wände mit Pilzbefall müssen unter allen Umständen saniert werden. Das Raumklima, v.a. im Winter, ist von entscheidender Bedeutung für die Prognose von entzündlichen Atemwegserkrankungen. Die früher üblichen Wasserbehälter, die zwischen die Lamellen der alten Heizkörper gehängt wurden, reichen für eine Luftbefeuchtung bei weitem nicht aus. Besser sind nasse Handtücher, welche immer wieder neu über die Heizkörper gelegt werden.

Wer viel Kaffee trinkt, ist nicht aus dem Schneider, denn Kaffee „treibt", wie man weiß und entzieht dem Organismus eher noch zusätzlich Wasser. Tragische Folgen hat dies bei älteren Menschen, die – wenn sie sich morgens schlecht fühlen – zwei oder drei Tassen Kaffee mehr als gewöhnlich trinken, um auf die Beine zu kommen. Die Folge ist dann unter Umständen, daß sie mit einem Herzinfarkt oder einem Schlaganfall in die Klinik eingeliefert werden, weil das Blut aufgrund des Wasserverlusts durch Kaffee noch visköser wird, als es ohnehin schon ist.

Ein weiteres, häufig nicht beachtetes Heilhindernis bei chronischen Atemwegserkrankungen sind die warmen Schlafräume in der Heizperiode. Was beim Zubettgehen noch als angenehm empfunden wird, führt im Laufe der Nacht zur Austrocknung der Schleimhäute und vermindert deren Widerstandskraft gegen Keime. Deshalb sollte im Schlafzimmer die Heizung nachts so weit wie möglich heruntergedreht oder sogar ausgeschaltet werden, auch bei tieferen Außentemperaturen. Um nicht zu frieren, wäre eine Überdecke zweckmäßig.

Beim Herausgehen in kalte Temperaturen sollten Hut oder Wollmütze getragen werden, möglichst tief in die Stirn gezogen, um ein Auskühlen des Gesichts zu vermeiden. Es ist von Vorteil, bei chronischer Sinusitis auch im Haus eine leichte Kopfbedeckung aus Wolle zu tragen.

Morgens sollte das Gesicht bei akuter oder chronischer Sinusitis auf keinen Fall mit kaltem Wasser gewaschen werden, mit der Absicht, auf diese Weise wach zu werden oder den Kreislauf anzuregen. Für die Gesichtspflege ist nur wohltemperiertes Wasser ratsam, um einen Kälteschock zu vermeiden.

Daß Rauchen eine chronische Sinusitis unterhalten kann, dürfte nach der Diskussion der letzten Jahre ohne weiteren Kommentar einleuchten. Besonders Kinder und Jugendliche sind durch Passivrauchen gefährdet. Untersuchungen ergaben, daß passiv rauchende Kinder durchschnittlich 3,4 mal jährlich eine Atemwegserkrankung durchmachen, während die Kinder nicht rauchender Eltern nur 1,2 mal jährlich erkranken.[27]

Umstimmende Maßnahmen

Es entspricht dem ganzheitlichen Konzept der Naturheilkunde, chronische Nasennebenhöhlenentzündungen nicht nur an den Schleimhäuten mittels keimhemmender, schleimlösender und abschwellender Maßnahmen zu behandeln, sondern den gesamten Körper in die Überwindung der Krankheit einzubeziehen.

Hierzu bieten sich verschiedene Möglichkeiten an:

- Klimakuren
- Heilfasten
- Frischsaftkuren
- Ernährungs- und Ordnungstherapie
- Fußbäder
- Fußreflexzonenbehandlungen
- Senfmehlpackungen

Alle diese Maßnahmen sind für sich genommen eher unspezifisch wirksam, kombiniert machen sie jedoch einen Großteil des langfristigen Heilerfolges aus. Sie stimmen den Organismus um, vor allem in den beschwerdearmen Zeiten zwischen akuten Entzündungsphasen, und machen aufflackernde Schübe der Erkrankung besser behandelbar. Allerdings sind die in diesem Zusammenhang erwähnten ansteigenden Fußbäder auch bei akuten Beschwerden sehr nützlich.

Klimakuren

Klimakuren an Nord- und Ostsee sind bereits seit Beginn des 19. Jahrhunderts bekannt, Doberan an der Ostsee (1793) und Norderney (1797) waren die ersten deutschen Seebäder, in denen eine Meeresheilkunde für verschiedene Indikationen angeboten wurde. In Frankreich ist die sogenannte Thalassotherapie (Meerestherapie) eine allgemein anerkannte und etablierte Therapieform. Patienten mit Atemwegserkrankungen wie chronischer Bronchitis und eben auch der Sinusitis stellen seit über 150 Jahren den Hauptanteil der Heilungsuchenden. Sie profitieren von der Sekretverflüssigung durch Inhalation salzhaltiger Luft in Brandungsnähe. Für die chronische Nasennebenhöhlenentzündung, gerade wenn sie auf einer allergischen Erkrankung beruht, eignen sich die Monate April bis Oktober für einen Aufenthalt an der Nordsee.

Für eine Klima- und Badekur am Meer, die diesen Namen verdient, sollten allerdings vier oder fünf Wochen eingeplant werden. Kinder sollten sogar sechs Wochen oder länger bleiben, denn die erwünschte Umstimmung des Organismus verläuft in mehreren Phasen. Während der sogenannten Adaptationsphase vom 3. bis 8. Aufenthaltstag findet eine Eingewöhnung statt, in der 'Reaktionsphase' vom 9. bis 19. Tag kommt es zur Umstellung des vegetativen Nervensystems und des Hormonsystems auf die besonderen Klimabedingungen; in dieser Phase treten oftmals Infekte auf. Nach drei Wochen kommt es zu einer

'Umkehrphase' und schließlich nach dem 25. Tag zu einer 'Reformationsphase'. Aus dieser Einteilung der Klimakur läßt sich ersehen, wie wichtig ein längerer Aufenthalt für den Erfolg ist.[28] Leider ist heute die wochenlange Auszeit für eine derartige Meeresklimakur nur noch für wenige Patienten erschwinglich und zeitlich meist auch nicht einzuplanen. Kurzaufenthalte sind zwar erholsam, haben jedoch kaum einen anhaltenden therapeutischen Effekt. Viele Kurorte, nicht nur die Seebäder, bieten mittlerweile Kurzkuren an, deren Erfolgsaussichten bei der Heilung chronischer Atemwegserkrankungen jedoch bezweifelt werden müssen.

Fasten

Als grundlegende Entgiftungstherapie bietet sich weiterhin das Heilfasten an, zumal dann, wenn Gewichtprobleme bestehen. Fasten kann die Selbstheilungskräfte des Körpers stärken und so spezifische Sinusitis-Therapien wirksamer gestalten. Es unterstützt nach Dr. Otto Buchinger den inneren Arzt, den vom großen Heilkundigen Paracelsus so benannten 'Archaeus', befreit ihn und bringt ihn zum Tragen... Für viele Menschen ist das Fasten eine hervorragende gesundheitsfördernde Methode, von der sie jedes Jahr im Frühling neu profitieren.

Neben den allgemeinen Gegenindikationen für das Fasten, die in jedem Buch zu diesem Thema genannt werden und die auch in Fastengruppen immer vorher zur Sprache kommen sollten, muß bei Fastenden auch an eine mögliche Aktivierung von entzündlichen Krankheitsherden, sogar mit Fieberentwicklung, gedacht werden. Typischerweise finden sich diese Herde im Bereich der Zähne, der Mandeln sowie der Nasennebenhöhlen (→ S. 40). Die beiden letztgenannten Organbereiche sollten daher schon vor einer Fastenkur naturheilkundlich behandelt werden.

Wer sich näher mit dem Fasten und seiner umfassenden

Bedeutung für Körper und Geist interessiert, findet in der Literatur eine große Auswahl an Titeln. Besonders empfehlenswert ist folgendes Buch des deutschen 'Fastenpapstes' Otto Buchinger:

Das heilende Fasten
So stärken Sie Ihr Wohlbefinden durch die Buchinger-Fastenkur
Otto Buchinger, Andreas Buchinger
14. Aufl. 2002. 130 Seiten, ISBN 3-03-505015-5

Da Fasten und gesunde Ernährung aufs engste zusammengehören, sollte auch den Tagen nach dem Fasten Aufmerksamkeit gewidmet werden. Dieses Buch zu den Aufbautagen mit vielen inspirierenden Rezepten zur anschließenden Vollwerternährung gibt Hinweise:

Richtig essen nach dem Fasten
Hellmut Lützner, Helmut Million
7., Aufl. 2004. 112 S., ISBN 3-7742-3207-5

Frischsaftkuren

Auch eine Frischsaftkur über 4 Wochen im Frühjahr wirkt unspezifisch gesundheitsfördernd. Unsere Vorfahren waren mit dieser Möglichkeit der inneren Reinigung noch vertrauter. Sie preßten den Saft frischer Blätter von Löwenzahn, Giersch, Brennessel, Huflattich, Sauerampfer, Schafgarbe, Gänseblümchen usw. und tranken den Saft über mehrere Wochen. Heute ist es leider etwas schwierig, saubere Wildkräuter zu finden, weil viele dieser Pflanzen an pestizidbelasteten Feldrändern vorkommen. Es ist auch nicht jeder in der Lage, Wildpflanzen eindeutig zu identifizieren und nutzbringende von eventuell sogar giftigen Pflanzen zu unterscheiden. Man sollte sich genau informieren und vielleicht unter sachkundiger Anleitung sammeln. Weil Heilpflanzen von Anfang April bis Mitte Mai ihre größte Kraft entfalten, sollte die Kur in dieser Zeit durchgeführt werden. Notfalls kann man auf die u.a. im Reformhaus erhältlichen Preßsäfte zurückgreifen. Wenngleich der Gesamtkomplex der Inhaltsstoffe in solchen Produkten erhalten bleibt, muß doch angemerkt werden, daß Fertigprodukte durch Kurzzeiterhitzung keimfrei gemacht werden, was möglicherweise zu einer Denaturierung der wirksamen Substanzen führt.

Man verdünnt die Frischsäfte im Verhältnis 1:5 mit Wasser oder Buttermilch und trinkt anfangs 2 Eßlöffel Saft pro Tag; jede Woche kommt ein weiterer Eßlöffel hinzu, bis zur täglichen Gabe von 6 Eßlöffeln. Brennesselsaft sollte immer etwa 50% der gesamten Frischsaftmenge ausmachen. Anfängliche Durchfälle sind möglich, ebenso kleine juckende Pünktchen auf der Haut. Meist ist hierfür der Brennesselsaft verantwortlich. Im Falle solcher Reaktionen sollte die Saftmenge reduziert oder wenigstens nicht weiter erhöht werden. Wer sich genauer mit einer solchen Frühjahrskur beschäftigen möchte, dem sei das Buch 'Neue Therapiekonzepte für die Praxis der Naturheilkunde' von Josef Karl empfohlen. Der Autor, ein bekannter Münchner Heilpraktiker, gibt hierin genaue Anweisungen zur Durchführung. Außerdem werden die in Frage kommenden Pflanzen in dem Buch detailliert beschrieben.

Ernährungs- und Ordnungstherapie

Vielen Menschen fällt es schwer, Veränderungen ihrer Ernährungsgewohnheiten vorzunehmen und einzuhalten, auch wenn ein offensichtlicher Zusammenhang zwischen gesundheitlichen Problemen und Eßgenuß besteht. Es ist ihnen zwar meist bekannt, daß eine falsche Ernährung chronische Krankheiten hervorruft und unterhält, praktische und dauerhafte Konsequenzen hinsichtlich des Eßverhaltens ergeben sich hieraus jedoch nur selten. Eingeschliffene Verhaltensweisen, selbst wenn sie gesundheitlich bedenklich sind, können psychisch stabilisierend wirken. Insbesondere die in der frühen Kindheit geprägten Ernährungsgewohnheiten dienen als Rückversicherung gegen Streß und psychische Unsicherheit. Solche Automatismen beherrschen unser Leben und lassen sich nur schwer aus den Angeln heben, zumal ein Erfolg der Ernährungsumstellung nicht sicher ist und sich im allgemeinen zeitlich versetzt einstellt. Bis dahin kommt es leider sehr häufig zur Wiederaufnahme der alten Gewohnheiten.

Dennoch sei es gesagt: vieles ließe sich im Bereich der Schleimhäute des Kopfes bessern, wenn eine geregelte und natürliche Ernährung ohne übermäßig Alkohol und Kaffee bei vorwiegendem Frisch- und Rohkostanteil eingehalten wird. Nach Möglichkeit und Willenskraft sollten gemieden werden: Zucker, Weißmehlprodukte, Wurst und überhaupt Fleisch, Fertigprodukte aus der Tiefkühltruhe sowie alle verarbeiteten Nahrungsmittel, die den Organismus in seiner Vitalität belasten. Diese Lebensmittel ermüden das vegetative Nervensystem (→ S. 40).

Viele Menschen reagieren allergisch auf Milchprodukte oder können die in Milch enthaltene Laktose nicht richtig verarbeiten. Diese sogenannte Laktoseintoleranz zeigt sich am ehesten mit Symptomen im Bereich des Darms (v.a. Durchfälle und Blähungen), aber ein mangelhaftes Funktionieren der Verdauungsfunktionen kann auch zur Mangelernährung führen und sich dann in anderen Organbereichen bemerkbar machen. Laktoseintoleranz läßt sich über einen einfachen Atemtest beim Arzt nachweisen oder ausschließen. Erfahrungsgemäß wird dieser Test jedoch nicht in allen Praxen durchgeführt, man muß sich ein wenig umhören.

Bei Verdacht auf eine veritable Nahrungsmittelallergie kann versucht werden, die verursachenden Stoffe über Laboruntersuchungen des Blutes oder über das Führen eines Lebensmitteltagebuchs ausfindig zu machen und in

Zukunft zu meiden. Alternativ kann eine vielleicht dreitägige reine Kartoffel-/Reis-Diät (→ S. 96) mit nachfolgender sukzessiver Hinzunahme von typisch allergieverdächtigen Lebensmitteln über weitere zwei Tage versucht werden. Diese entlarvt die Übeltäter anhand der vorbekannten Symptome meist sehr schnell. Labortechnische Spezialuntersuchungen in diesem Bereich sind leider immer noch relativ teuer und im Ergebnis unsicher.

Fußbäder

Auch eine geeignete Therapie bestimmter Hautareale kann zur allgemeinen Kräftigung der Abwehrfunktionen des Organismus beitragen. Die Säftelehre der alten Humoraltherapie sprach in diesem Zusammenhang von einer 'Ableitung' über die Haut, womit eine Besserung von lokalen Krankheiten andernorts anstrebt wird. Zur Umstimmung der entzündlichen Schleimhautsituation im oberen Atemtrakt kann demgemäß eine Behandlung der Haut und insbesondere der Füße beitragen. Die Theorie der Ableitung macht verständlich, weshalb in der Naturheilkunde ansteigende Fuß- und Sitzbäder zur Behandlung der Nasennebenhöhlenentzündung empfohlen werden, ohne daß die Lehren der Humoraltherapie in dieser Weise auch tatsächlich richtig sein müssen. Solche Teilbäder der unteren Körperhälfte mit langsam bis zur Schmerzgrenze zunehmender Wassertemperatur haben sich jedoch auch in der Praxis immer wieder bewährt.

Nach wissenschaftlicher Untersuchung des Phänomens der wechselseitigen Beeinflussung von Körperarealen nimmt man heute eher eine reflektorische Durchblutungsregulation der Schleimhäute des Kopfes auf einen Wärmereiz der Füße hin an. Ein ansteigendes Fußbad bewirkt eine Weitung der Endstromgefäße in der fettarmen Unterhaut der Füße und somit eine Rötung der Haut, und offensichtlich führt dies zu einer vegetativ ausgelösten Gefäßreaktion auch im Kopfbereich. Der Effekt läßt sich durch Zugabe von einigen Eßlöffeln schwarzem Senfmehl ins Badewasser steigern.

Dr. Johann Abele schrieb: „Pfarrer Kneipp hat ... den chronisch kalten Fuß als das Hauptübel der Kranken und als eine Hauptursache der Heilungshindernisse bezeichnet, und in der Tat, ...: Wenn sich jemand die Füße erkältet, so bekommt er nicht etwa Frostblasen am häufigsten, sondern Grippe, Halsweh, Kiefer- oder Stirnhöhleninfekte, Magendarmkatarrhe und Nieren-/ Blasenleiden."[29]

Das Procedere der ansteigenden Fußbäder ist einfach, setzt aber doch ein wenig Hitzetoleranz voraus, weil über 39°C hinausgehende Wassertemperaturen an den Füßen als unangenehm empfunden werden.

So wird`s gemacht: Beide Füße werden in eine Fußbadewanne gesetzt, die knöchelhoch mit körperwarmem Wasser gefüllt ist. Über einen Zeitraum von 15-20 Minuten wird immer mehr heißes Wasser zugegeben. Allmählich wird eine Temperatur von maximal 44 bis 45°C erreicht (Thermometer bereithalten!). Diese Maximaltemperatur erscheint etwa an den Händen moderat, ist jedoch für die Füße nicht lange zu ertragen. Heißer sollte die Wassertemperatur also nicht sein – viel kühler aber auch nicht, weil sonst die beschriebene Ableitung vom Kopf bzw. die reflektorische Durchblutungsregulation im Bereich der dortigen Schleimhäute nicht so leicht erzielt werden kann. Der positive Effekt bliebe dann wahrscheinlich aus. Empfindliche Menschen können die Temperatur des Fußbads auf ca. 41°C beschränken. Während der letzten Minuten der Behandlung wird ein Eßlöffel schwarzes Senfmehl (→ S. 69) ins Badewasser gegeben, um eine besondere Stimulation der Nerven zu erzielen. Ein prickelndes Gefühl an den Füßen ist erwünscht.

Auch wenn sich eine Erkältung ankündigt, ist ein solcherart durchgeführtes Fußbad empfehlenswert. Üblicherweise wird ja von „berufenen Kreisen“ immer wieder auf die verschiedensten Medikationen bei grippalen Infekten hingewiesen, obwohl doch jedes Kind weiß, daß ein profaner Schnupfen behandelt eine Woche dauert und unbehandelt sieben Tage. Auch mit Senfmehl-Fußbädern wird man einen normalen virenbedingten Schnupfen mit wäßrigen Schleimabsonderungen kaum abkürzen, jedoch kommt es bei sachgemäßer Anwendung anschließend kaum zu einer komplizierenden bakteriellen Nasennebenhöhlenentzündung.

Im Wechsel zum Senfmehlfußbad kann auch ein Mittel der anthroposophischen Medizin zum Fußbadewasser gegeben werden: Prunus-Essenz der Fa. Wala, 1 Eßlöffel. Vollbäder mit zwei bis drei Eßlöffeln Prunus-Essenz sind bei Infektanfälligkeit ebenfalls hilfreich.

Achtung: Diabetiker, Patienten mit nervlichen Erkrankungen der Füße ('Polyneuropathie') und anderweitigen Gefäßerkrankungen der Beine dürfen ansteigende Fußbäder auf keinen Fall anwenden ! Es besteht die Gefahr einer dauerhaften Schädigung der Füße !

Es gibt eine elektrisch beheizte Apparatur, welche die langsame Erwärmung in einer darübergelegenen kleinen Fußbadewanne kontinuierlich in einem bestimmten Zeitrahmen vornimmt, das sogenannte 'Schiele-Bad' (Adresse siehe Anhang). Wer Gefallen an warmen Fußbädern findet, könnte die Anschaffung eines solchen Gerätes in Erwägung ziehen. Unterstützt werden die Anwendungen durch Moorextrakte und Salze, die dem Badewasser zugefügt werden.

Sportliche Menschen mögen auch feststellen, daß körperliche Aktivität bei ersten Anzeichen von Erkältung den Fortgang der Erkrankung hemmt. Ausdauersportarten wie

Schwimmen (!) oder Joggen sind hier in erster Linie zu nennen. Nach dem Sport sollte sich ein heißes Fußbad mit Senfmehl anschließen.

Senfmehlpackungen

Eine weitere sehr interessante Lokalbehandlung besteht in der äußerlichen Anwendung von Senfmehl in Form von Packungen auf Stirn und Wangen: es werden schwarze, pulverisierte Senfsamen (Semen Sinapis pulv. Gross.) aus der Apotheke gebraucht. 100 Gramm der Droge ist reichen aus, da Senfmehl nach einiger Zeit zu Schimmelbildung neigt. Es gibt auch gelben Senf als Pulver, jedoch wirkt der schwarze Senf intensiver und ist für die Senfmehlpackung geeigneter. Ein gestrichener Eßlöffel Senfmehl wird mit sehr wenig warmem Wasser verrührt, bis ein pastöser Brei entsteht, der in seiner Konsistenz an Quark erinnert. Der Senfmehlbrei darf auf keinen Fall zu flüssig sein. Nachdem der Brei angerührt ist, streicht man ihn messerrückendick auf ein Stück Gaze (nach eigener Erfahrung eignen sich hierfür am besten die durchlässigen Mullkompressen 'Gazomull®' von Beiersdorf in der Abmessung von 7,5 cm x 7,5 cm, Packung z.B. à 50 Stück). Die Gaze sollte so gefaltet bleiben, wie sie in der Packung liegt. Das Bestreichen der Gaze kann mit dem Löffel geschehen, mit dem der Brei angerührt wurde. Es ist jedoch darauf zu achten, daß die Ränder der Gaze frei von Senfmehlbrei bleiben. Anschließend wird eine weitere Gaze auf die erste und den Senfmehlbrei gelegt, so daß man gewissermaßen einen Sandwich erhält, mit dem Senfbrei in der Mitte. Das mittige Aufbringen des Senfbreis auf der Gaze ist deshalb so wichtig, weil jeder direkte Hautkontakt mit dem Senf zu überflüssigen und quälenden Hautreizungen führt. Ein direkter Kontakt des konzentrierten Senfmehlbreis mit der Haut und vor allem mit den Augen muß also unbedingt vermieden werden ! Auch wenn Senfbrei an die Finger gelangt, darf mit diesen nicht über das Gesicht gewischt werden. Senf reizt die Augen ungemein.

Es ist angenehmer und sicherer, die Behandlung im Liegen vorzunehmen oder – besser noch – vornehmen zu lassen, denn eine Hilfsperson kann die Senfmehlpackung präziser auf Stirn bzw. Wange auflegen und entfernen, ohne die Gefahr eines Kontaktes mit den Augen. Die Wirkstoffe des Senfbreis sickern bei zunehmender Durchfeuchtung der Gaze durch diese hindurch auf die Haut. Schon nach wenigen Sekunden verspürt man ein Pieksen und Kribbeln in dem betreffenden Hautbezirk. Sobald dies kribblige Wärmegefühl eintritt, soll die Senfmehlpackung nur noch 1 Minute dort verbleiben und dann auf die andere Wange bzw. Stirnhälfte gelegt werden. Die Augen müssen während der gesamten Prozedur geschlossen bleiben. Wer viel Eiter in den Nebenhöhlen hat, spürt das Kribbeln manchmal nicht sofort. Jedes allzulange Verbleiben der Senfmehlpackung auf der Haut führt zu Hautirritationen und sogar Blasenbildungen, deshalb darf die Behandlung pro Hautareal nicht länger als 3 Minuten dauern.

Kurz nach oder schon während der Behandlung kommt es als willkommene Reaktion meist zu Niesreiz und Ausfluß der eitrigen Massen aus Nasennebenhöhlen bzw. Nase. Es stellt sich ein wohliges, entspanntes Gefühl ein, der drückende Schmerz verschwindet für eine Weile, das Sekret verflüssigt sich und kann abfließen. Die Behandlung muß ein- bis zweimal täglich erfolgen, um einen anhaltenden Effekt zu erzielen.

Für jede Behandlung muß frischer Senf angerührt werden, die verwendete Packung wird nach der Behandlung entsorgt. Auch Kinder ab einem Alter von etwa 10 Jahren können mit Senfbrei behandelt werden, allerdings mit noch größerer Vorsicht, damit der Senf nicht in die Augen gelangt und auch die Haut nicht übermäßig gereizt wird. Kinder würden ansonsten eine Wiederholung der Anwendung nicht mehr tolerieren. Eine kombinierte Applikation von Senfmehlpackungen und mit Senfmehl „angereicherten“ Fußbädern ist empfehlenswert. Solche Senfmehl-Fußbäder sind übrigens ungemein wirksam, wenn es darum geht, einen aufkommenden Schnupfen bzw. eine sich daran anschließende Nasennebenhöhlenentzündung im Keim zu ersticken.

Vorteile der biologischen Behandlung

Behandlungen mit Antibiotika werden auch heute noch sehr schnell begonnen, um den Nebenhöhlenentzündungen und ihren möglichen Komplikationen etwas entgegenzusetzen. Aus naturheilkundlicher Sicht greift dies jedoch zu kurz, denn eine akute Sinusitis heilt im allgemeinen auch ohne Antibiotika nach zwei bis drei Wochen aus. Chronifiziert sie jedoch, weil die Antibiotikagabe an den Rahmenbedingungen der Erkrankung nichts geändert hat, erscheint bei Rückkehr der Symptome nach Wochen oder Monaten eine erneute Therapierunde mit Antibiotika erforderlich. Damit wird dann zwar wiederum eine kurzfristige Linderung bewirkt, nicht aber dem Heilungsbedürfnis des Patienten entsprochen. Ähnliches gilt für die als Therapiestandard angesehene Sekretverflüssigung und Abschwellung der Schleimhaut. Die wiederkehrende oder chronische Infektion der Schleimhäute läßt sich mit diesen zwar richtigen, aber ebenfalls zu kurz greifenden Maßnahmen der Versorgungsmedizin eher nicht auskurieren. Es wäre daher auch nicht im Sinne der Naturheilkunde, allein sekretverflüssigende und keimhemmende biologische Mittel anzuwenden und die konstitutionellen Rahmenbedingungen des Gesamtorganismus außer acht zu lassen. Die Nasennebenhöhlen sind schließlich kein isoliertes, unbeteiligt am restlichen Körper angeheftetes Organ.

Die naturheilkundliche Behandlung versucht, mittels einer Verbesserung des gesamten inneren Milieus der Krankheit ihren Nährboden zu entziehen. In den vorangegangenen Abschnitten wurden die Methoden einer solchen grundlagenschaffenden Therapie beschrieben: Klimakuren, Heilfasten, Frischsaftkuren, Ernährungsumstellungen und die schon etwas spezifischeren Anwendungen mit schwarzem Senfmehl.

Die so betriebene Hinwendung zu den Grundlagen der Gesundheit, zur Salutogenese (→ S. 8), verbessert die Chancen für eine dauerhafte Ausheilung der Sinusitis. Die mehrwöchigen und wiederholten Reinigungsprozesse mit den sich daraus ergebenden positiven, stimmungsaufhellenden Veränderungen geben neue Zuversicht, der erschöpfenden Chronizität des Leidens letztendlich doch etwas entgegensetzen zu können.

Die auf den folgenden Seiten beschriebenen spezifischen Maßnahmen mit den unterschiedlichen pflanzenheilkundlichen Mitteln sowie die im Abschnitt 'Zusätzliche Therapie in der Naturheilpraxis' (→ S. 93) aufgeführten Methoden bauen auf den Maßnahmen zur Milieuverbesserung auf, die in den vorangegangenen Abschnitten dargestellt wurden – letztere sind jedoch nicht verzichtbar.

Mittel der Pflanzenheilkunde

Sinupret®

Bei Nasennebenhöhlenentzündungen wird Sinupret® seit langem verordnet. Die Inhaltsstoffe sind pflanzlichen Ursprungs: Enzianwurzel, Eisenkraut, Holunderblüten, Ampferkraut, Schlüsselblume. Von den in der Schlüsselblume enthaltenen Saponinen weiß man, daß sie zur Verflüssigung zäher Sekrete beitragen und die Beweglichkeit der Flimmerhärchen fördern. Auf diese Weise entledigt sich die Schleimhaut der Nase eindringender Keime. Aber auch in den Nasennebenhöhlen selber finden sich Flimmerhärchen (dort allerdings weniger ausgeprägt als in der Nase) und unterstützen die Reinigung. Der sekretverflüssigende Effekt der im Präparat enthaltenen Schlüsselblume kann noch durch den Gebrauch von Gewürzen bei den Mahlzeiten unterstützt werden: insbesondere Paprika steigert den Sekretfluß drastisch und spürbar, wenn auch nur für eine Weile (mit Paprika ist allerdings nicht der hiesige Gemüsepaprika gemeint, dem die Scharfstoffe in den 1950er Jahren züchterisch entzogen wurden, sondern eher Sorten wie Chili und Peperoni, die es heute frisch oder konserviert überall zu kaufen gibt).

Die in Sinupret® enthaltenen Pflanzenstoffe sind über mehrere Stunden hinweg in der Lage, die Aktivität der Schleimhaut-Flimmerhärchen zu stimulieren, Sekret zu verflüssigen und die Entzündung zu hemmen. Sinupret® gibt es als Dragees und Tropfen, wobei die Dragees auch mit doppeltem Wirkstoffgehalt als Sinupret® forte Dragees angeboten werden, was (bei allerdings nicht immer gegebener Verträglichkeit) sinnvoller ist als eine Niedrigdosis-Therapie. Zu bedenken ist auch, daß Sinupret® langfristig genommen werden muß, über das Ende der akuten Symptomatik hinaus.[30]

Das in Sinupret® enthaltene Eisenkraut (Verbena off.) kann auch (als Einzeldroge aus der Apotheke) fünf Minuten in einem kleinen Säckchen über kochendes Wasser gehängt und dann mehrmals täglich als Kompresse auf die betroffenen Nebenhöhlen gelegt werden; die Hautverträglichkeit muß allerdings vorher geprüft werden. Auch die im Präparat enthaltenen Holunderblüten lassen sich separat oder zusätzlich, vor allem in den naßkalten Monaten, als allgemein resistenzsteigerndes Mittel verwenden. Auf Seite 87 wird hierauf noch zurückzukommen sein.

Eine wichtige Anwendungsbeschränkung für Sinupret® bezieht sich auf das Lebensalter: Kinder unter 6 bzw. 12

Jahren (bei Sinupret® forte Dragees) sollen das Mittel nicht bekommen.

Angocin®

Dies Mittel wird von einigen als pflanzliches Antibiotikum bezeichnet, weil die in ihm enthaltenen Senföle (aus Meerrettich und Kapuzinerkresse) sich gegen Keime in Harnwegen, Bronchien und Nasennebenhöhlen richten. Die Anwendungsgebiete sind demnach recht weit gestreut. Meerrettich ist bei infizierten Wunden als hilfreich bekannt, eine keimhemmende Wirkung konnte bereits vor fast 50 Jahren nachgewiesen werden. Auch die Kapuzinerkresse, deren rote, gelbe und orangefarbene Blüten eßbar sind und einen antibiotisch wirksamen Stoffkomplex beinhalten, besitzt eine allgemein abwehrsteigernde Wirkung. Die beiden pflanzlichen Komponenten in Angocin® ergänzen sich also. Trotz ihrer Umhüllung geben die Tabletten im Mund ein leicht scharfes Aroma ab, welches von vielen Anwendern als unangenehm empfunden wird, insbesondere dann, wenn die Tabletten nicht schnell genug geschluckt werden und sich dann im Mund auflösen. Auch die hohe Anzahl der einzunehmenden Tabletten (die durchschnittliche Dosis beträgt 3 x 4 Tabletten) ist gewöhnungsbedürftig. Angocin® sollte noch mindestens eine Woche über das eitrig-seröse Stadium der Sinusitis hinaus eigenommen werden, kann jedoch in geringerer Dosierung auch in symptomarmen Zeiten verwendet werden, um ein Aufflammen der Beschwerden zu verhindern. Der positive Effekt dieser Medikation läßt sich steigern, wenn über einen Zeitraum von etwa zwei oder drei Monaten des öfteren zusätzlich geriebener Meerettich verzehrt wird. Angocin® mit zusätzlichem Meerrettichverzehr kann den Verlauf einer Sinusitis entschieden abkürzen und läßt sich z.B. gut mit der Einnahme von Sinupret® kombinieren, um eine zusätzliche Sekretverflüssigung zu erzielen.

Capsaicin / Verwendung von Gewürzen
Eine ganz andere Volkskrankheit, die schmerzhafte Gelenkarthrose[31], wird oftmals mit großflächigen Hautpflastern behandelt, deren Inhaltsstoff Capsaicin in erster Linie zur Rötung der umgebenden Haut führt. Nach einigen Minuten stellt sich Wärme und ein brennendes Gefühl im pflasterbedeckten Hautareal ein. In der Tiefe des Gewebes entfaltet die Substanz eine pharmakologische, entzündungshemmende Wirkung. Die Wärmeempfindung führt zusätzlich direkt zur einer Muskelentspannung, wodurch das darunterliegende Gelenk entlastet wird. Der Arthroseschmerz geht daraufhin zurück. Der Inhaltsstoff solcher Wärmepflaster, das Capsaicin, wird aus den unreifen Früchten des Cayenne-Pfeffers (bzw. Chili-Paprikas / der Peperoni) gewonnen. Erst vor einigen Jahren stellte sich heraus, daß Capsaicin auch beim sogenannten Cluster-Kopfschmerz wirksam ist. Im Bereich der Nasenschleimhäute als Nasenspray angewendet kann es aber auch Entzündungssymptome der Nasennebenhöhlen bessern. Vor allem die mit einer Allergie einhergehende Sinusitis spricht auf die Substanz an, offensichtlich deshalb, weil Capsaicin die Nervenfasern in den Schleimhäuten inaktiviert und die 'Substanz P' dann kaum noch ausgeschüttet wird. Dieser körpereigene Stoff wird im Rahmen von Entzündungen gebildet, er erweitert die Blutgefäße im entzündeten Areal und macht die Gefäßwände durchlässiger. Bei einer Entzündung tritt daher Flüssigkeit ins Gewebe aus und verursacht seröse Schwellungen, die im Nasenraum die Ausführgänge der Nebenhöhlen blockieren. Wird die Bildung der Substanz P durch Capsaicin blockiert, lassen die Schwellungen jedoch nach und Sekret bzw. Eiter können aus den Nebenhöhlen abfließen. Die genauen Zusammenhänge und Wirkungen des Capsaicin sind derzeit Gegenstand weiterer Untersuchungen.[32]

Obwohl Capsaicin zu brennenden Empfindungen an den Nasenschleimhäuten und zu Tränenfluß führt, ist die Verwendung eines solchen „Pfeffer"-Sprays offensichtlich eine natürlichere Methode als die angeblich so schonende Behandlung der Nase mit lokal gefäßverengenden Sympathomimetika. Letztere sind, vor allem bei Dauergebrauch, zu gefährlich, als daß man langfristig auf sie setzen könnte (→ S. 41).

Daß Capsaicin bei Sinusitis, Migräne und Clusterkopfschmerz hilfreich ist, kam durch einen Zufall heraus, der hier kurz beschrieben werden soll: ein amerikanischer Selbstverteidigungslehrer namens Wayne Perry[33] machte 1995 während der Dreharbeiten zu einer Fernsehsendung die Erfahrung, daß gewöhnliches Reizgasspray mit pfefferartigen Inhaltsstoffen einen bei ihm kurz zuvor aufgetretenen Clusterkopfschmerz schlagartig beendete. Er ging daraufhin dem Phänomen im Selbstversuch nach und experimentierte mit natürlichen Capsaicin-Zubereitungen, die er mit anderen natürlichen Substanzen wie Eukalyptusöl und Salz kombinierte. In weitergehenden Versuchen, die eine Reihe von Jahren in Anspruch nahmen, zeigte sich auch eine Wirksamkeit bei Nasennebenhöhlenentzündungen. Wie so häufig im naturheilkundlichen Bereich werden Entdeckungen oftmals nicht systematisch in Forschungslabors gemacht, sondern durch aufmerksam beobachtende Individuen, die anhand ihrer eigenen Erfahrungen die Zusammenhänge untersuchen. In den USA und Kanada ist das von Wayne Perry entwickelte Mittel ziemlich bekannt, es wird unter dem Namen 'Sinus Buster' vertrieben (Adresse im Anhang). Da es sich bei den Zutaten in engerem Sinne um Nahrungsmittelzusätze handelt, fällt es nicht unter das strenge amerikanische Zulassungsverfahren für Medikamente.[34]

Der Wirkung des Capsaicin in Form eines Nasensprays kann noch gesteigert werden, wenn auch in der Küche schärfer gewürzt wird. Es ist ja eine bekannte Erfahrung, daß scharfe Gerichte Nase und Augen zum Laufen bringen können. Dies sollte man sich bei der naturheilkundlichen Behandlung zunutze machen. Man muß nicht zwangsläufig eine Vorliebe für die indische oder arabische Küche entwickeln, aber der häufige Einsatz von Peperoni, der mittlerweile in vielen Supermärkten im Gemüseregal zu finden ist, sowie einiger Basisgewürze (eventuell koordiniert mit dem beschriebenen Capsaicin-Spray, das dann zwischen den Mahlzeiten appliziert wird) kann helfen, bei der endgültigen Lösung dieses gesundheitlichen Problems einen entscheidenden Schritt voranzukommen. Empfohlen sei an dieser Stelle neben Peperoni als Gemüse und den Gewürzen Chili und Paprika auch die geniale Kombination von Knoblauch und Ingwer, die beide neben ihrer Scharfwirkung eine zusätzliche antibakterielle Wirkung entfalten. Knoblauch und Ingwer, gemeinsam verwendet, haben außerdem den schönen Nebeneffekt, daß der aufdringliche Knoblauchgeruch von den Mitmenschen kaum noch wahrgenommen wird.

Luffa operculata

Luffa ist ein von der Homöopathie oft verwendetes Mittel zur Behandlung der Sinusitis. In höherer Potenzierung zeigt es wie zu erwarten keine pharmakologische Wirkung, als wäßriger Auszug oder in niedriger Potenz stellt es jedoch eins der besten Sinusitis-Mittel der Pflanzenheilkunde dar. Die Varietät Luffa operculata wird in Europa noch häufig als exotischer Schwamm angesehen, doch es ist eine etwa pflaumengroße Frucht. Es gibt mehrere Luffa-Varianten: am bekanntesten ist die längliche Luffa cylindria, die bis zu 50 cm lange, kürbisartige Frucht eines kleinen Baumes, der aus den tropischen Regionen Asiens stammt, dort vor allem an Flußrändern wächst und wahrscheinlich vor Jahrhunderten von Portugiesen oder Holländern nach Brasilien gebracht wurde. Die Pflanze ist dort ziemlich verbreitet, man kann Früchte und Blätter für wenig Geld nicht nur in Apotheken kaufen, sondern auch auf Märkten. In Japan beispielsweise wird die längliche

Variante der Luffa zu Badelatschen, Frottierlappen und Kissenfüllungen verarbeitet. Auch in Europa sind diese gurkenförmigen, gebleichten Früchte erhältlich, sie eignen sich jedoch nur zur äußerlichen Anwendung als Badeschwamm oder zum Frottieren und nicht zur Behandlung der Nasennebenhöhlenentzündung.

Die kleinere, pharmakologisch wirksame Variante ist die Luffa operculata. In Südamerika haben sich viele lokale Bezeichnungen eingebürgert: 'Fruta dos paulistas', 'Bucha dos pescadores' oder auch ganz einfach 'Esponjilla' („Schwämmchen"). Da sie wesentlich kleiner ist als Luffa cylindrica, kann sie nicht mit dieser verwechselt werden. Das zunächst gelbe Fruchtfleisch nimmt beim Trocknen eine bräunlich-graue Farbe an. In diesem Zustand, ungebleicht, ist sie ein drastisch wirksames Mittel, die Bezeichnung 'Purgativum' (Reinigungs- oder Ausleitungsmittel) wäre angebracht. In der Volksheilkunde Südamerikas wird sie folgendermaßen angewendet: Ein über Nacht angesetzter Kaltaufguß der reinen, ungeschönten, getrockneten Frucht mit Haut und Kernen wird, eventuell mit einer Pipette, in die Nasenlöcher gesogen, möglichst ohne daß die Flüssigkeit den Rachenraum erreicht. Danach heißt es abwarten und Tee trinken, denn bei dem sich anschließenden Reinigungsprozeß kommt es zu einem starken Flüssigkeitsverlust über die Nase, der ausgeglichen werden muß. Einige Zeit nach der Behandlung beginnt die Nase zu laufen, es entleeren sich gelbe, feste Eiterklumpen, die vielleicht schon sehr lange in den Nebenhöhlen hafteten. Diese massive, meist anhaltende Säuberung der chronisch verschleimten und entzündeten Nasennebenhöhlen hält eine Weile an. Eine solche Behandlung wird am besten im Abstand von ein bis zwei Tagen wiederholt.

Das einfachste wäre nun, sich dies Mittel in der nächsten Apotheke zu besorgen, doch leider ist die Qualität von Luffa hierzulande nicht wirklich zuverlässig. Die verpackte

Ware ist offensichtlich zu sehr gereinigt und gebleicht, die Wirkstoffe sind im Vergleich zur brasilianischen Gesamtfrucht vermindert und der Erfolg stellt sich nicht zuverlässig ein. Da die Luffa-Anwendung im 'Selbstversuch' eine heikle Angelegenheit ist, empfiehlt sich die Anwendung unter Anleitung eines Therapeuten, der sich mit Luffa auskennt. Bei unsachgemäßen Selbstversuchen, wenn die aufgeschnupfte Lösung zu stark konzentriert ist, kann es nämlich vorkommen, daß die Nasenschleimhaut degeneriert, ähnlich wie beim Nasentropfenmißbrauch (→ S. 42). In Süddeutschland hat sich Dr.Thaller in seiner Praxisklinik um die Verbreitung der Luffa-Therapie verdient gemacht (Adresse siehe Anhang). Er favorisiert die Anwendung unter Anleitung und Beobachtung, da die Konzentration des Wirkstoffs variiert. Außerdem kombiniert er die Luffa-Therapie mit u.a. Akupunktur, Lymphdrainage, Ozon- und Enzymtherapie. Selbstverständlich kann auch auf standardisierte naturheilkundliche bzw. homöopathische Einzel- oder Kombinationspräparate zurückgegriffen werden. In der Potenz D4 ist Luffa operculata beispielsweise im 'Heuschnupfenmittel DHU' enthalten, zusammen mit zwei weiteren homöopathischen Inhaltsstoffen. Es gibt noch einige andere Mittel, welche auf S. 91 genannt werden. Chronische oder ständig wiederkehrende Nasennebenhöhlenentzündungen auf allergischer Grundlage wären die Indikation für ein solches Kombinationspräparat.

Inhalationstee nach Dr. Kumpf

Wenn die Schleimhautsekrete im Rahmen einer Nasennebenhöhlenentzündung ins Stocken geraten sind, kann sich ein auf den früheren Münchner HNO-Arzt Dr. Kumpf zurückgehender Kräutertee mit darin enthaltenen ätherischen Ölen als hilfreich erweisen. Dieser sogenannte Kumpf`sche Inhalationstee, der nicht als Fertigpräparat im Handel ist, wird in der Apotheke hergestellt. Seine Zusammensetzung ist unten angegeben. Mit diesem Inhalationstee lassen sich zwar auch Beschwerden zu Beginn einer

Sinusitis lindern, seine Heilkraft entfaltet er jedoch vor allem dann, wenn die Sekrete zum Ende einer Sinusitis-Episode festsitzen und die Ausführungsgänge der jeweiligen Nasennebenhöhlen durch Schwellung und Sekret verlegt sind. Er konkurriert hier also mit den oft gegebenen schleimhautabschwellenden Nasentropfen und auch mit oral eingenommenen Schleimverflüssigern.

Eine zwei- bis dreimal tägliche Inhalation in unten beschriebener Weise öffnet die Ausführgänge des Nebenhöhlensystems und läßt das Sekret abfließen. Er kann auch die Einnahme von Sinupret® vorteilhaft ergänzen. Dieser Inhalationstee kann während einer Sinusitis, aber auch prophylaktisch in beschwerdearmen Phasen, also beispielsweise in der trocken-warmen Jahreszeit, angewendet werden. Gerade bei nur gering ausgeprägten Symptomen sind diese Tee-Inhalationen geeignet, um erneuten Schüben vorzubeugen und die Schleimhäute zu sanieren. Man sollte dem Krankheitsbild der chronischen Sinusitis ohnehin weniger hinterhertherapieren und mehr an der Sanierung des Milieus arbeiten. Mit der regelmäßigen Anwendung dieses Inhalationstees kann dies gelingen.

Der Kumpf`sche Tee setzt sich aus folgenden Bestandteilen zusammen:

Strob. Lupuli	(Hopfenzapfen)
Herb. Thymi	(Thymiankraut)
Herb. Absinthii	(Wermutkraut)
Flor. Lavandulae	(Lavendelblüten)
Fol. Rosmarini	(Rosmarinblätter)
zu gleichen Teilen 100.0	

Man nimmt 2 Eßlöffel der Teemischung auf 3 Liter kochendes Wasser und inhaliert 5-10 Minuten unter einem weiten, etwas geöffneten Tuch, z. B. einem Badelaken, damit die sensiblen Schleimhäute nicht zu intensiv mit der Hitze konfrontiert werden. Man kann auch nur 1 Liter Wasser und etwas weniger Arzneidroge nehmen, wodurch die Hitze bei der Anwendung schneller nachläßt. Wenn Kinder inhalieren, ist darauf zu achten, daß die Schüssel mit dem Inhalationstee sicher auf dem Fußboden oder in einem Waschbecken steht. Entscheidend für den Erfolg sind nicht nur die Inhaltsstoffe des Tees, sondern auch die feuchte Wärme, die auf die Öffnungen der Nebenhöhlen wirkt, diese weitet und durchgängiger macht für die stokkenden Sekrete – feuchte Wärme sorgt nämlich für eine bessere Durchblutung der Nasenschleimhaut. Man kann diese automatisch ablaufenden Vorgänge noch zusätzlich unterstützen, indem man sich während der Inhalation einer kleinen Meditation hingibt und sich die langsame und zwanglose Entspannung der Nasenflügel möglichst plastisch vorstellt. Auch die Nebenhöhlen nehmen Teil an dieser entspannenden Öffnung, ebenso die gesamte Gesichtsmuskulatur bis weit über die Nasenpartie hinaus. All dies geschieht ohnehin durch die Wärme und die milden ätherischen Öle aus der Arzneidroge, aber man kann auch mental noch ein wenig nachgeben und mit dem Fluß gehen. Nachdem die Inhalation beendet ist, wird das Tuch möglichst langsam vom Kopf gezogen, bevor es ganz vom Kopf gehoben wird. Auf diese Weise gewöhnt sich die Schleimhaut langsam wieder an die kühlere Umgebungsluft. Ein Temperaturschock würde den positiven Effekt des Inhalierens eventuell wieder zunichte machen. Im Winterhalbjahr sollte man zwei Stunden nach einer solchen Inhalation nicht ins Freie gehen. Insgesamt ist der Kumpf`sche Inhalationstee wesentlich angenehmer in der Durchführung als die oft empfohlenen Kamilleinhalationen, er stellt mit Sicherheit keine zu erduldende Pflichtübung dar.

Die Inhalationen mit diesem Teegemisch sind ideal mit anschließenden oder vorangehenden heißen Fußbädern zu kombinieren, wie sie auf Seite 66 ff. erwähnt wurden.

Majoran-Öl
Maurice Mességue, der bekannte französische Heilpflanzenkenner, berichtet von einem deutschen Fürsten, der an entsetzlichem chronischen Stirnhöhlenkatarrh litt. Er versprach dem, der ihn zu heilen vermöchte, die Hand seiner Tochter. Die Kunst aller herbeigerufenen Ärzte und Wissenschaftler erwies sich jedoch als unzureichend, den Fürsten von seinem Übel zu befreien. Erst ein junger Bauer, der einen Arzneitee aus Majoranblüten bereitete, hatte Erfolg (und Glück).

Es handelt sich bei Majoran um ein altes Hausmittel, das vorwiegend bei Schlaflosigkeit und als Beruhigungsmittel Anwendung fand. Die Indikationsliste für Majoran ist lang und nicht immer nachzuvollziehen, wie bei vielen seit altersher verwendeten Arzneipflanzen. Aus der Fülle der Majoran-Empfehlungen ragen jedoch gerade die entzündlichen Erkrankungen des Atemtrakts heraus, also nicht nur die Sinusitis, sondern alle Arten von Verschleimungen und Katarrhen, von der Nase bis hin zu den Bronchien. Es läßt sich ein Tee aus den Blüten zubereiten, aber auch wenige Tropfen des ätherischen Öls lokal an den Schläfen und über den betroffenen Nasennebenhöhlen können helfen. Inhalationen mit einigen wenigen Tropfen Majoranöl sind möglich. Das Öl läßt sich beispielsweise im Internet bestellen. Unter dem Stichwort 'Majoranöl' finden sich mehrere Anbieter.

Bei allem Nutzen, den Majoranöl bei der chronischen Sinusitis verspricht, muß jedoch auch hier wieder ein Wort der Vorsicht eingestreut werden: ätherische Öle können bei empfindlichen Menschen zu Reizungserscheinungen im Bronchialsystem führen. Auch die eben beschriebene Lokalbehandlung an den Schläfen kann, z.B. bei versehentlichem Verschmieren mit den Händen, an den Augen zu Reizungen führen. Ätherische Öle sollten daher grundsätzlich – äußerlich und vor allem innerlich – eher vorsichtig dosiert werden. Es empfiehlt sich, mit sehr wenig Öl zu beginnen, um zunächst die individuellen Reaktionen zu prüfen. Kinder sollten bei Erkrankungen der oberen Atemwege überhaupt nicht mit den bei Eltern so beliebten ätherischen Ölen behandelt werden („riecht so gesund"), weil bronchiale Verengungen und Krämpfe nicht auszuschließen sind; eine Verlagerung des Infektes in tiefere Etagen wird des öfteren von Kinderärzten beobachtet. Das gleiche gilt für Patienten mit Asthma bronchiale. Auch eine orale Aufnahme des Majoranöls sollte besser vermieden werden, da in seltenen Fällen schon Lähmungserscheinungen beobachtet wurden. Fünf Tropfen, auf einen Zuckerwürfel gegeben, wären die äußerste Dosis.

Echinacea-Präparate

Seit langer Zeit werden Echinacea-Präparate zur unspezifischen Resistenzerhöhung bei drohenden Infekten und zur besseren Wundheilung verwendet. Auch die chronische Sinusitis kann mit Echinacea-Präparaten unterstützend behandelt werden, wenn keine Allergie gegen Korbblüter besteht, zu denen diese Pflanzengattung gehört. Mittlerweile sind Echinacea-Zubereitungen schon beim Discounter im Regal zu finden, oft zusammen mit Vitaminen und Mineralstoffgemischen. Es gibt mindestens drei pharmakologisch wirksame Arten dieser Heilpflanze: Echinacea angustifolia, Echinacea pallida und Echinacea purpurea. Teils werden Gesamtauszüge hergestellt, aber auch Extrakte aus Wurzel oder Kraut sind zu finden. Echinacea purpurea wird in der Naturheilkunde am häufigsten verwendet.

Die Wirkungsweise von Echinacea wird seit über 50 Jahren detailliert erforscht. Wie so häufig bei biologischen Präparaten kommt es zu einem synergistischen Zusammenspiel von Stoffen, die bei den unterschiedlichen Echinacea-Arten jeweils anders gewichtet sind. Bei der zur Behandlung der Nasennebenhöhlenentzündung höchstwahrscheinlich favorisierten Echinacea purpurea kommt es zu einer Erhöhung der Anzahl der weißen Blutkörperchen sowie zur Leistungssteigerung der Freßzellen des Immunsystems.[35] Außerdem läßt sich eine erhöhte Steroidausschüttung der Nebennierenrinde und eine direkt bakterienhemmende und auch antivirale Wirkung beobachten. Die anderen zwei genannten Echinacea-Arten sind weniger effektiv.

Trotz dieser in vielen Studien belegten Wirkung der Echinacea-Inhaltsstoffe gab es gerade in den letzten Jahren viele Untersuchungen, die den Nutzen der Echinacea-Medikation bei akuten Infekten bestritten. Die propagierten Wunderwirkungen ließen sich nicht beweisen. Wahrscheinlich ist es insgesamt falsch, Echinacea während eines akuten Infekts zu nehmen. Prof. Rudolf Weiß wies schon von vielen Jahren in seinem 'Lehrbuch der Phytotherapie'[36] darauf hin, daß Echinacea eher in beschwerdearmer Zeit in geringen Dosen genommen werden sollte, über Wochen und sogar Monate, bevorzugt im Winterhalbjahr, um die Entstehung von Infekten zu verhindern. Dies ist ein völlig anderer Ansatz in der Therapie, der aus der Erfahrung von Patienten und auch aus eigener Beobachtung sinnvoll erscheint.

Echinacea mag zur allgemeinen Immunstimulation oder -modulation von Erwachsenen insgesamt also recht tauglich sein (jedenfalls dann, wenn keine Allergie gegen Pflanzen aus der Gattung der Korbblüter vorliegt – in diesem Falle: Hände weg !). Aber auch diese Präparate, die unter vielen Handelsnamen in Apotheken, Supermärkten und Drogerien vertrieben werden, sind für Kinder, zumal für Säuglinge und Kleinkinder, nicht geeignet. Kinder haben im allgemeinen ein sehr reaktionsbereites Immunsystem, die weißen Blutkörperchen der Kinder müssen nicht noch zusätzlich durch Echinacea stimuliert werden.

Bis 1981 kamen bei der Sinusitis auch pflanzliche Präparate des Osterluzeikrauts (Aristolochia clematis) mit dem Wirkstoff Aristolochiasäure zum Einsatz. Auch diese regen, ähnlich wie Echinacea, die weißen Blutkörperchen zu gesteigerter Tätigkeit an. Bakterien und Zelltrümmer werden hiermit schneller abgeräumt, Eiterungen gehen zurück. Leider zeigte sich in Tierexperimenten, daß die Inhaltsstoffe der Osterluzei Krebs auslösen können. Die damaligen Osterluzeikraut-Mittel wurden daraufhin handstreichmäßig vom Markt genommen. Etwa 90 deutsche Firmen mit 240 Arzneimitteln waren betroffen, was das Ausmaß der damaligen Verwendung illustrieren mag. Über die wissenschaftliche Unparteilichheit des damals für die Zulassung von Arzneimitteln zuständigen Bundesgesundheitsamtes wurde allerdings lange Zeit gestritten.

Zwiebelsäckchen

Der Heilpraktikerin A. Zech (Fehmarn) verdanke ich den Hinweis auf die altbewährten Zwiebelsäckchen, die schon vielen Kindern eine Mittelohrentzündung abgekürzt und geheilt haben. Sie verwendet dies schwefelhaltige Gemüse auch zur Behandlung der Sinusitis: eine Zwiebel wird kleingeschnitten und in einem geeigneten Topf ohne Öl leicht erwärmt, zwei kleine Socken werden mit den Zwiebeln gefüllt und für mehrere Minuten auf die entzündeten Kiefer- bzw. Stirnhöhlenpartien gelegt. Die Prozedur muß häufiger wiederholt werden.

Mössinger-Nasensalbe

Bei Schnupfen kann zur Vorbeugung einer Nasennebenhöhlenentzündung von der Apotheke die sogenannte Mössinger-Nasensalbe zusammengestellt werden. Das in ihr enthaltene Rosenwasser hat ein angenehmes Aroma. Der Gamander (Teucrium marum verum) ist ein typisches homöopathisches Mittel zur Behandlung von Nasenpolypen, das uns noch begegnen wird. Die Kanadische Blutwurzel (Sanguinaria canadensis) gilt als homöopathisches

Heuschnupfenmittel, welches ebenfalls bei Polypen eingesetzt wird. Allerdings sollten die Warnhinweise bezüglich der naturheilkundlichen Behandlung von Nasenpolypen beachtet werden (→ S. 92).

In erster Linie würde also der Heuschnupfenpatient von einer solchen Salbe profitieren:

Aqua rosarum	gtt. I
Teucrium marum verum	2,0 (Urtinktur)
Sanguinaria	1,0 (Urtinktur)
Lanolinum anhydricum	12,0
Paraffinum liquefactum	4,0
M. f. Ung. / DS.: Nasensalbe äußerlich	

Pelargonienwurzel

Es gibt in Deutschland mehrere Präparate mit diesem umstrittenen Inhaltsstoff, u.a. das rezeptfreie Umckaloabo® und einige homöopathische Mittel. Die verwendete Pflanze kommt im südlichen Afrika vor. Ein an Tuberkulose leidender Engländer namens Charles Stevens ließ sich Ende des 19. Jahrhunderts in Afrika mit Pelargonium sidoides behandeln und genas angeblich, die von ihm daraufhin in Europa eingeführte Therapie bezeichnete man daher zunächst auch als 'Stevens-Kur'. Als Anwendungsgebiete wurden später akute und chronische Infektionen hinzudeklariert, insbesondere Infektionen der Atemwege und des Hals-Nasen-Ohren-Bereichs wie z.B. Bronchitis, Sinusitis, Rhinopharyngitis (Nasen-Rachen-Infekt) und Angina tonsillaris (Mandelentzündung). Mittlerweile ist man hinsichtlich solch umfassender Indikationen sehr kritisch geworden. 2005 wurde dem Mittel vom 'Bundesinstitut für Arzneimittel und Medizinprodukte' die Zulassung u.a. für die Behandlung der Sinusitis entzogen, obwohl es früher von vielen Menschen hierfür gern genommen wurde. Pelargonienwurzel soll antibakteriell und schleimlösend wirken und die Schlagfrequenz der Flimmerhärchen erhöhen. Ein lesenswerter Artikel zu Umckaloabo® findet sich im Archiv der Berliner Zeitung 'Der Tagesspiegel'.[37]

Holunder

Bereits bei der Besprechung des Medikaments Sinupret® (→ S. 72) begegneten uns die Holunderblüten. Prof. R.F. Weiß bezeichnet sie in seinem 'Lehrbuch der Phytotherapie'[38] als „Mittel zur unspezifischen Resistenzsteigerung", Holunder steht also in dieser Hinsicht etwa auf der gleichen Stufe wie Echinacea oder die zuletzt erwähnte 'Stevens-Kur'. Insbesondere dann, wenn die Sinusitis nach häufig wiederkehrenden Infekten im Atemtrakt entsteht, wenn also keine allergische Grunderkrankung vorliegt, kann eine Frühjahrskur mit Holunderblütentee über mehrere Wochen in das Therapieprogramm eingeflochten werden.

Hierzu werden die im Frühjahr häufig an Waldrändern angetroffenen großen weißen Blüten des Holunderbuschs gesammelt. Beim Trocknen strömen diese Blüten einen süßlichen, an Katzenurin erinnernden Geruch aus. Ein aus Holunderblüten hergestellter Tee schmeckt jedoch wesentlich angenehmer, als der penetrante Geruch vermuten läßt. Man nimmt für die Zubereitung etwa zwei Eßlöffel Holunderblüten auf einen halben Liter Wasser und verbindet das Trinken eventuell mit einer Schwitzanwendung oder einem heißen Fußbad (→ S. 66 f.).

Auch die Beeren des Holunderbuschs lassen sich bei der Behandlung der chronischen Sinusitis verwenden. Es gibt ein auch in Deutschland, Österreich und der Schweiz vertriebenes Nahrungsergänzungsmittel (Sambucol® Saft), welches einen Extrakt aus Holunderbeeren und resistenzsteigerndem Vitamin C und Zink enthält (60% der Wirkstoffe, der sogenannten Flavonoide, befinden sich in der Schale).[39]

Weitere naturheilkundliche Mittel

Zink

Das Abwehrsystem der von Sinusitis betroffenen Menschen läßt sich mit Hilfe von Zinkpräparaten unterstützen. Hintergrund für diese Empfehlung ist die Tatsache, daß chronische Entzündungen letztendlich in bestimmten Geweben einen Zinkmangel bewirken, der nicht im Blutplasma nachweisbar ist – Zink wird nämlich unmittelbar nach der Aufnahme in Haare, Nägel, Zähne, Muskeln, Knochen und andere Organe eingebaut. Alle Schleimhäute, natürlich auch die Schleimhäute der Nase, des Rachens und der Nasennebenhöhlen, weisen unter Zinkmangel eine Rückbildung des Gewebes (Atrophie) auf. Dies führt zu einer geringeren Resistenz der Schleimhäute gegenüber Viren[40]. Wenn zusätzlich zu Erkältungsneigung und Nasennebenhöhlenentzündungen noch Hauterkrankungen wie Akne, Psoriasis oder Neurodermitis vorliegen und Nägel und Haare brüchig sind, könnte die zusätzliche Gabe von Zink alle diese Erkrankungen und Symptome gleichzeitig bessern, denn sie sind in dieser Kombination Hinweise auf einen mehr oder weniger latenten Zinkmangel.

Enzyme

In der Apotheke sind eine ganze Reihe von Enzympräparaten pflanzlichen und tierischen Ursprungs erhältlich, deren verdauungsfördernde, eiweißspaltende Wirkung schon lange bekannt ist. So wurden bei zu geringer Enzymproduktion der menschlichen Bauchspeicheldrüse vor allem die aus der Schweine-Bauchspeicheldrüse gewonnenen Enzyme gegeben, um einen Abfall der Verdauungsleistung zu kompensieren. Erst Mitte der 60er Jahre des letzten Jahrhunderts erkannte man zunächst in Amerika, daß solche Enzyme auch systemisch bei entzündlichen Veränderungen innerhalb des Organismus wirken. Heute wird man bei antientzündlicher, abschwellender Therapie vor allem auf pflanzliche Enzyme aus Papaya und Ananas zurückgreifen. Im Rahmen der Sinusitis-Therapie ist vor allem das Bromelain interessant. Dies ist ein 'proteolytisches', also eiweißspaltendes Enzym, das sich in den Stämmen und Früchten der Ananas findet. Bromelain wirkt wie andere Enzyme pflanzlicher und tierischer Herkunft im Darm verdauungsfördernd, gelangt jedoch nach der Aufnahme über den Dünndarm auch an Entzündungsherde des Organismus und hindert die weißen Blutkörperchen daran, sich in solchen Gebieten an die Blutgefäßwände zu heften.[42] Auch an den Schleimhäuten wirkt es entzündungshemmend und zusätzlich 'mukolytisch', also schleimfördernd, und hat sich vor allem bei der akuten Nasennebenhöhlenentzündung sowie zur Abschwellung nach Operationen als wirksam erwiesen.[42,43] Auf dem deutschen Markt gibt es mehrere Bromelain-Präparate, die sich auch zur Behandlung der (akuten) Nasennebenhöhlenentzündung eignen. Sie müssen unbedingt zwischen den Mahlzeiten genommen werden, zwei Stunden nach oder zwei Stunden vor einer Mahlzeit, um im Dünndarm aufgenommen zu werden. Wenn sie sich zusammen mit eiweißhaltiger Nahrung im Darm befinden, dienen sie lediglich der besseren Eiweißaufspaltung innerhalb des Darms, gelangen jedoch kaum in die entzündeten Bereiche des Organismus. Die Kapseln sind mit einem Magensaft-resistenten Überzug versehen, damit es nicht zu einer vorzeitigen Auflösung im Magen kommt. Es ist zu bedenken, daß Antibiotika bei gleichzeitiger Gabe von Bromelain-Präparaten besser wirksam sind. Gegenanzeigen für Bromelain sind u.a.: 'Koagulopathien' (Gerinnungsstörungen des Blutes) und die gleichzeitige Einnahme von Arzneimitteln zur Senkung der Blutgerinnung. Kinder unter 12 Jahren sollen Bromelain ebenfalls nicht nehmen.

Honig

Eine lästige, anhaltende Sinusitis ist in der Vor-Antibiotika-Ära auch mit tagelanger löffelweiser Verabreichung von reinem Bienenhonig gebessert worden. Honig beinhaltet

Enzyme und antibiotisch wirksame Substanzen, die diese Wirkung erklären. In letzter Zeit ist es um diese schlichte Form der Behandlung eher still geworden. Liegt das an einer nachlassenden Effektivität durch Verarbeitung des Honigs, welche die wirksamen Stoffe unbrauchbar macht? Vielleicht lohnt es sich, hin und wieder zwischen den Mahlzeiten Honig von einer vertrauenswürdigen lokalen Imkerei zu essen, eventuell angereichert mit Propolis, dem keimhemmenden Kittharz der Bienenstöcke.

Mittel der Homöopathie
Die Homöopathie benennt eine Reihe von Mitteln, denen eine pragmatische Wirksamkeit bei Nasennebenhöhlenentzündungen nachgesagt wird. Im Rahmen der sogenannten homöopathischen Konstitutionsbehandlung folgt die Auswahl der Mittel jedoch nicht den Symptomen des Krankheitsbildes, sondern orientiert sich an übergeordneten Eigenschaften und Merkmalen der Person. Eindeutige Beweise und saubere Studien für die Wirksamkeit der homöopathischen Konstitutionsmittel wurden jedoch noch nie erbracht. Da die Sinusitis vor allem im Winter ein häufiges gesundheitliches Problem ist, siegt in homöopathisch angehauchten Praxen dann meist der Pragmatismus in Form von Niedrigpotenz-Homöopathika plus pflanzliche Mittel und Behandlungen mit Nasenspülsalz. Aber auch die Erfolgsgeschichten mit gering verdünnten (d.h. niedrig potenzierten), symptomatisch eventuell wirksamen homöopathischen Sinusitis-Mitteln haben einen eher anekdotischen Charakter. Einen ausschlaggebenden Fortschritt bei der Behandlung der chronischen Sinusitis sollte man von ihnen nicht erwarten.

Die neuesten Forschungen im Bereich der Placebo-Forschung lassen mehr denn je den Schluß zu, daß die sogenannten Erfolge der Hochpotenz-Homöopathie einer vorauseilenden Heilungsbereitschaft des Patienten zuzuschreiben sind. Offensichtlich wird eine psychogen initiierte, hormonelle Kaskade in Gang setzt. Der von der Homöopathie immer wieder in Anspruch genommene „Innere Arzt“ wird demnach vom Prinzip Hoffnung erweckt und nicht von ultrafeinen Verreibungen oder Verschüttelungen.

Die folgenden Angaben zu diversen Niedrigpotenz-Homöopathika sollen dennoch einen Überblick über die bei Sinusitis als wirksam angenommenen symptomatischen Mittel geben, da sie häufiger verwendet werden.

Einige typische homöopathische Sinusitis-Mittel

Luffa ist das in der homöopathischen Darreichungsform bei Sinusitis am häufigsten genommene Mittel, vor allem in der sogenannten Komplexhomöopathie als eines mehrerer Inhaltsstoffe. Es konkurriert in dieser Anwendungsform mit der Heilpflanze Luffa operculata, die bereits auf Seite 71 beschrieben wurde. Nur der Vollständigkeit halber sollen hier einige Mittel aufgeführt werden, die Luffa in niedriger homöopathischer (und damit noch grenzwertig wirksamer) Potenz enthalten: das Heuschnupfenmittel Dreluso enthält die Substanz in der D4. Allergo Loges® beinhaltet Luffa in der D4 zusammen mit fünf weiteren niedrig potenzierten antiallergischen Homöopathika. Sinusitis Weliplex® der Fa. Weber & Weber enthält neben zwei weiteren homöopathischen Mitteln Luffa in der D6, was einer noch niedrigeren Dosierung entspricht.

Kalium bichromicum zeigt im homöopathischen Arzneimittelbild u.a. dicke und zähe Absonderungen, vergrößerte Mandeln, Geschwürsbildung an den Schleimhäuten. Homöopathische Modalitäten: Verschlimmerung durch Kälte, Besserung in frischer Luft oder bei Wärme.

Passend zu Kalium bichromicum: **Cinnabaris**, das Zinnober der alten Chinesen. Das typische Leitsymptom dieses Mittels ist 'Druck an der Nasenwurzel'. Es soll vertrocknete Schleimhautabsonderungen mobilisieren und eine sekretlösende Wirkung haben. Ein Mittel aus der Komplexhomöopathie mit u.a. diesem Inhaltsstoff wäre hier zu

erwähnen: Sinfrontal® (Cinnabaris in der D4).
Marum verum. Viel Niesreiz, Verschwellung der Schleimhäute, feste Schleimpfröpfe. Einem kolportierten homöopathischen Märchen zufolge soll Marum verum sogar bei Polypen hilfreich sein. Das Mittel ist Bestandteil der oben beschriebenen Mössinger-Nasensalbe, dort allerdings in substantieller Form.
Teucrium scorodonia (Salbeigamander). Dies ist eine Pflanze, die z.B. in Kräuterläden als Gesamtdroge, ansonsten in homöopathischer Aufbereitung verfügbar ist. Salbeigamander kann eventuell ebenfalls zur Behandlung von Polypen versucht werden. Bei Kindern sollte bei Mißerfolg die chirurgische Enfernung von Polypen jedoch nicht allzu lange hinausgezögert werden, da sonst Entwicklungsstörungen drohen und die Nasenschleimhaut bei Mundatmung austrocknet, was eine wesentliche Ursache für die chronische Sinusitis darstellt. Wenn Polypen allerdings die Riechspalte bedecken und nicht ohne Risiko chirurgisch entfernt werden können, wäre der Salbeigamander als pflanzliches Mittel einen Versuch wert ('Scordal® Kapseln' [pulverisierte Pflanze] oder 'Scordal®-Tropfen').

Etwas abseits der Homöopathie finden sich die sogenannten Schüßler'schen Funktionssalze ('Biochemie'), die zwar ebenso potenziert werden wie die homöopathischen Mittel, aber nicht nach dem Hahnemann'schen Ähnlichkeitsprinzip ausgewählt werden. Die jeweils passenden Mittel werden u.a. nach den verschiedenen Entzündungsstadien und deren Schleimcharakter bestimmt. Es gibt mehrere Hersteller, weshalb hier keine namentliche Nennung erfolgt. Bei dickem, gelbgrünlichen Sekret käme das Mittel 'Nr. 6 Kalium sulfuricum' in der D6 zum Lutschen in Frage. Hilft dieses nicht, soll 'Silicea D6', eingeschaltet werden, um den Eiter abzustoßen. Im Wechsel mit 'Kalium sulfuricum D6' kann auch das Mittel 'Nr. 12 Calcium sulfuricum' (dicke, weißgelbe Sekrete) versucht werden. Die biochemischen Mittel sollen nach Angabe der Verfechter dieser Methode ergänzend und sehr langfristig genommen werden. Mehr Informationen zur Biochemie des Dr. Schüßler finden sich unter: www.biochemie-net.de (Biochemischer Bund Deutschlands e.V.).

Aus dem Bereich der anthroposophischen Medizin ist das Mittel 'Argentum/Berberis comp. Dil.' der Fa. Weleda erwähnenswert. Das Präparat enthält Berberitzenfrüchte, die, wie sich vor kurzem herausstellte, ein schwaches natürliches Antibiotikum enthalten. Eine weitere Verbindung der Pflanze (das sogenannte Methoxyhydrocarpin) verhindert, daß dies schwache Antibiotikum wieder aus der Bakterienzelle herausgeschleust wird. Silber (Argentum) als zweiter Bestandteil des Mittels wirkt bakterienabtötend und hat eine ausgesprochene Affinität zu den Schleimhäuten. Als dritte enthaltene Substanz findet sich nach homöopathischen Regeln aufbereitetes Quarz, das in der anthroposophischen Medizin als ein Hauptmittel zur Behandlung allergischer Erkrankungen gilt.

Zusätzliche Therapie in der Naturheilpraxis

Nicht immer kommt man mit den bis hierher angegebenen Therapievorschlägen zur vollständigen Ausheilung einer chronischen Sinusitis. In besonders festgefahrenen Sinusitis-Fällen kann es notwendig sein, ergänzend zu den vorgestellten Mitteln und Methoden die Hilfe erfahrener Therapeuten in Anspruch zu nehmen, die untersuchend tätig werden oder auf dem Gebiet der physikalischen Methoden besondere Kenntnisse haben.

Die auf den folgenden Seiten genannten weiterführenden Therapien können demnach nur von naturheilkundlich orientierten Behandlern angewendet werden. Im Anhang (→ S. 104) werden die Adressen einiger Heilpraktikerverbände genannt, die bei der Suche nach geeigneten Therapeuten weiterhelfen.

Mikrobiologische Therapie („Darmsanierung")

Wiederkehrende Infekte der oberen Atemwege, also auch die chronische Sinusitis, gehen häufig mit einer Veränderung der Darmflora einher. Eine Fehlbesiedlung des Darms mit potentiell schädlichen Keimen hat dann indirekte Folgen für die Fähigkeit der Schleimhäute des Atemtrakts, Erregern entgegenzutreten. Wenngleich dies nur ein untergeordneter Aspekt bei der Entstehung chronischer Nasennebenhöhlenentzündungen ist, sollte er beachtet werden, um einer Ausheilung im ganzheitlichen Sinne näherzukommen. Bedenklich ist es, wenn die normale Säuerungsflora aus Laktobacillen und Bifidobakterien deutlich vermindert ist und stattdessen typische pathogene Keime wie Klebsiella, Clostridien oder auch der Pilz Candida albicans im Darm die Oberhand bekommen. Um sich ein Bild vom Milieu innerhalb des Darmes zu machen, ist eine Laboruntersuchung der Darmflora und weiterer Parameter notwendig (z.B. in einem Labor, dessen Adresse im Anhang angegeben wird). Eine Beurteilung der Ergebnisse sollte aber einem in dieser Materie bewanderten Behandler (u.U. ein Heilpraktiker) überlassen bleiben, denn die Einzelangaben des Untersuchungsbefundes müssen in ihrer jeweiligen Kombination betrachtet und interpretiert werden. Lebensumstände, Ernährungsgewohnheiten, Alter und Art der Beschwerden fließen in die therapeutischen Überlegungen ein. Besonders die Bestimmung des 'sekretorischen Immunglobulin A' (sIgA) ist im Falle einer zugrundeliegenden Infektanfälligkeit notwendig, weil dies Immunglobulin als Indiz für die Integrität der Schleimhäute gewertet wird.

Im Darm findet auf einer Gesamtfläche von 300 qm die Aufnahme der Nahrung statt, gleichzeitig stellt der gesunde Darm eine effiziente Barriere gegenüber unverdauten Bestandteilen aus der Nahrung sowie Keimen dar – wenn das ihm gemäße normale Keimspektrum nicht völlig aus dem Gleichgewicht geraten ist. Der Organismus setzt sich also im Darm mit pathogenen Substanzen auseinander. Im Dünndarm wird etwa 1% des Darminhalts in die darmwandständigen 'Peyer-Plaques' geleitet, wo Antigene den dort ansässigen Immunzellen präsentiert werden, die wiederum Informationen an alle anderen Körperareale abgeben, u.a. auch an die Schleimhäute der Nase und der Nasennebenhöhlen. Der Darm ist damit ein für die Aufrechterhaltung der Immunität wichtiges Organ, was nicht zuletzt Joghurthersteller zu immer neuen Kreationen ihrer angeblich oder tatsächlich Darmmilieu-optimierenden Produkte beflügelt.

Eine 'schlechte' Darmflora kann einerseits unterschiedlichste Erkrankungen des Darms selbst hervorrufen (am augenfälligsten kommt es zu Durchfällen, z.B. nach Antibiotika-Behandlungen), aber auch das Immunsystem negativ beeinflussen. Weil der Darm mit seiner immunologischen Kompetenz eine tragende Säule des körpereigenen Abwehrsystems ist, sollte die Behandlung einer chronischen Infektanfälligkeit und möglicherweise bestehender Allergien bei chronischer Nasennebenhöhlenentzündung wenigstens begleitend über eine Mikrobiologische Therapie des Darms erfolgen. In einer 1989 durchgeführten Untersuchung[44] konnte gezeigt werden, daß es zu einer langfristigen und auch im Röntgen nachvollziehbaren Symptombesserung kam, wenn den Patienten über einen Zeitraum von drei Monaten dreimalig für jeweils 10 Tage oral ein Bakterien-Zellextrakt gegeben wurde. Im Rahmen dieser Untersuchung kam ein verschreibungspflichtiger Spezialstamm zum Einsatz.

In der Naturheilkunde dagegen würde sich der Therapeut wahrscheinlich in erster Linie unspezifisch wirksamer Laktobazillen und Bifidobakterien bedienen. Diese normale „Säuerungsflora“ des Darms ist bei Zivilisationsnahrung und hohem Fleischkonsum sowie bei häufiger Antibiotika-

Einnahme oftmals reduziert. Mit der Gabe dieser Keime unterstützt man also eigentlich nur die normale, gesunde Darmflora. Eine damit einhergehende Diät auf pflanzlicher Basis mit wenig Fleisch, viel Obst und Gemüse sowie gelegentlich eingeschobener fünftägiger Kartoffelbrei-/Reisdiät mit Möhren und Äpfeln sollte den zugeführten Laktobazillen und Bifidobakterien einen gewissen zusätzlichen Überlebensvorteil gegenüber der pathogenen Darmflora sichern. Die durchschnittlich zugeführten Mengen an Laktobazillen und Bifidobakterien für sich reichen jedenfalls nicht aus, um per se eine gesunde Darmflora aufzubauen – mit Kapseln alleine läßt sich der Darm nicht „wiederaufforsten“.

Eine Eigenbehandlung mit Laktobazillen und Bifidobakterien ist ohne vorherige Bestimmung des Keimspektrums und der Immunitätslage des Darms allerdings nicht zu empfehlen, wenngleich man oftmals schon durch die Auswahl bestimmter Nahrungsergänzungen unspezifische Verbesserungen der Darmflora erzielen kann. So läßt sich mit der Zufuhr von u.a. milchsäurehaltiger Nahrung wie Sauerkraut, dem Kwaß-ähnlichen Kanne-Brottrunk® plus Milchzucker (diese spezielle Zuckerart ist als Substrat für die zugeführten Nutzbakterien wichtig, vorausgesetzt, sie wird vertragen) eine gesündere Darmflora wenigstens des Dünndarms erzielen. Kanne Brottrunk®, das mittlerweile auch in Supermärkten erhältliche Kwaß-ähnliche Milchsäuregärungsprodukt aus Vollkornbrot und Natursauerteig, enthält nach stichprobenartigen Untersuchungen eines Labors ca. 10^9 Lactobazillen pro 100 ml.[45] Pflanzliche Bitterstoffmittel wie Tausendgüldenkraut, Wermut, Enzianwurzel und Pfefferminze regen darüber hinaus die Sekretion der Drüsen des oberen Gastrointestinaltrakts an, verbessern die Kohlehydrat-, Fett- und Eiweißverdauung und verhindern so, daß Nahrungsbestandteile zum Teil unverdaut in tiefere Etagen des Darms gelangen, wo sie den schädlichen Bakterien und Pilzen als Substrat dienen. Die meisten Hersteller naturheilkundlicher Mittel haben Bitterstoffpräparate im Programm, am besten läßt man sich in der Apotheke beraten. Einer Ansäuerung des Darminhalts durch z.B. Sauerkraut und Milchzucker und der Bitterstoff-Einnahme kann auch für mehrere Tage die erwähnte Kartoffelbrei-/Reisdiät mit Eiweißreduktion vorangehen, um so ein noch besseres Milieu für Nutzkeime zu schaffen (der Dünndarm ist übrigens neben dem Magen eines der Körperareale, die relativ „übersäuert“ sein dürfen und sogar sein müssen, um vernünftig zu funktionieren).

Die erwähnten Joghurtkreationen und andere Milchprodukte mit angereicherter Bakterienflora eignen sich dagegen zur Mikrobiologischen Therapie überhaupt nicht, obwohl ständig beteuert wird, daß es sich um probiotische Lebensmittel handelt. Ihr Gehalt an den genannten Bakterien ist sehr gering. Wenn sie tatsächlich die von der Werbung suggerierten wunderbaren Eigenschaften entfalten sollen, müßten sich die Becher aufgrund der Aktivität der Keime nach einigen Tagen wölben, was aber erfahrungsgemäß nicht geschieht. Der bakteriell verursachte Säuerungsvorgang im Joghurt wird nämlich in der Fabrik abrupt abgebrochen, um die unkontrollierte Vermehrung der Bakterien zu verhindern. Im übrigen werden auch bei den billigen Joghurts darmfreundliche Laktobazillen verwendet. Daß die Herstellerfirmen der sogenannten Probiotika aus der Herkunft ihrer Bakterienkulturen ein Geheimnis machen, trägt auch nicht gerade zur Vertrauensbildung bei. Bei allen in Apotheke oder Reformhaus erhältlichen probiotischen Lactobazillen-Präparaten sollte darauf geachtet werden, daß sie einen Mindestgehalt von 10^8 der erwähnten Keime beinhalten, damit sie den Darm – günstige Bedingungen vorausgesetzt – überhaupt kolonisieren können.

Es sollte noch erwähnt werden, daß die hier angedeutete biologische Milieuverbesserung im Darm und die zusätzliche gezielte Bakterieneinnahme Geduld und Mitarbeit des Patienten voraussetzt. Eine Wirkung entfaltet sich erst nach und nach begleitend zu den anderen in diesem Buch genannten Maßnahmen.

Eigenblut

Die heute vorwiegend von Heilpraktikern angewendete Reiztherapie der Eigenblutgabe wurde um 1930 von dem deutschen Arzt A. Bier entwickelt. Im wesentlichen handelt es sich darum, eine geringe Menge entnommenes Venenblut unmittelbar oder mit niedrig potenzierten Komplexhomöopathika gemischt in die Muskulatur zurückzuspritzen. Der Körper wird auf diese Weise angeregt, sich im bindegewebigen Bereich mit den im eigenen Blut enthaltenen Stoffen (Antigene, Proteine, Toxine...) aktiv auseinanderzusetzen und auf den gesetzten Reiz zu reagieren.

Angezeigt ist die Eigenblutbehandlung vor allem bei allergischen Erkrankungen wie Heuschnupfen oder Asthma, die ja überdurchschnittlich oft mit einer chronischen Sinusitis einhergehen. Vor allem beim Heuschnupfen führt die Verschwellung der Ausführgänge wie erwähnt zu Sekretstau und Entzündung in den schlecht belüfteten Nasennebenhöhlen. Auch Hauterkrankungen wie beispielsweise die Furunkulose sprechen oft erstaunlich gut auf eine Eigenblutbehandlung an.

Die Injektionen sollten zweimal wöchentlich über einen längeren Zeitraum mit ansteigenden Mengen Eigenblut vorgenommen werden. Bei allergischen Erkrankungen von Heranwachsenden genügt es meist, sporadisch im Frühling und im Herbst jeweils einmal Eigenblut zu geben. Bei Heuschnupfen sollte rechtzeitig – schon im Winter – mit einer Behandlung begonnen werden, nicht erst beim Einsetzen des Pollenflugs, und eventuell zusammen mit der auf Seite 35 beschriebenen Hyposensibilisierung. Kinder sollten generell nicht mit Eigenblutinjektionen behandelt werden.

Zum Procedere: Es empfiehlt sich bei chronischer Sinusitis beispielsweise die mehrphasige intramuskuläre Injektion des entnommenen Eigenbluts zusammen mit einer Ampulle Ameisensäure (z.B. 'Formicain®' [Ameisensäure in der homöopathischen Verdünnung D11 plus Procain]). Anstelle von Ameisensäure läßt sich auch eine Ampulle 'Cefasept®' zusetzen (ein Echinacea-haltiges Komplexpräparat, das sich allerdings bei bestehender Korbblütlerallergie nicht für Allergiker eignet). Bei einer solchen Injektionsserie muß ein genauer Stufenplan eingehalten werden, um eine Überreaktion des Immunsystems zu vermeiden. So sollte bei der ersten Injektion nur ¼ ml Blut mit einer der oben genannten Ampullen vermischt und zurückinjiziert werden, bei der zweiten Injektion in der darauffolgenden Woche ½ ml Blut usw., bis zu 1½ oder 2 ml. Die Behandlung erfolgt anfangs wöchentlich, später zweimal wöchentlich und insgesamt 5 - 8 mal.

Fußreflexzonenbehandlungen

Jeder Körperteil besitzt nach Angaben der Befürworter der Reflexzonentherapie ein korrespondierendes Areal im Bereich der Füße, welches bei Stimulation Rückwirkungen auf das jeweilige Organ hat. Die auf Seite 66 vorgestellten ansteigenden Fußbäder wirken möglicherweise als ein solcher unspezifischer Gesamt-Reiz auf die Reflexzonen des Fußes. Es lassen sich mit der Fußreflexzonenbehandlung jedoch ganz gezielt bestimmte Areale der Fußsohlen massieren, was eventuell den betreffenden Organen zugute kommt. Wirklich erwiesen ist der Nutzen solcher Fußreflexzonenbehandlungen nämlich nicht. Die Versorgungsmedizin lehnt sie aufgrund fehlender Untersuchungen ab. Eigentlich existiert nur eine größere Studie, die den Nutzen der Methode bestätigt. Dies ist nicht viel, wenn man bedenkt, daß bei vielen alternativen Heilmethoden Studien mit sowohl negativem als auch positivem Ergebnis existieren. Diese eine zu einem positiven Ergebnis gelangende Studie wurde mit Probanden durchgeführt, die eine Massage der Nierenzone am Fuß erhielten. Bei ihnen war die Durchblutung der Nieren danach im Vergleich zu Probanden, die keine solche Massage erhalten hatten, signifikant gesteigert.

Therapeutische Reflexzonenmassage wird von den Befürwortern der Methode als Kunst angesehen, die nur von geschulten Behandlern ausgeübt werden sollte. Sie weisen darauf hin, daß Massagetechnik und -druck den Gegebenheiten genau angepaßt werden müßten, außerdem kämen bestimmte Nebenzonen für die Behandlung in Frage. Dennoch kann es nützlich sein, unterstützend zu anderen Therapiemaßnahmen die eigentlichen Reflexzonen der Nasennebenhöhlen selbst zu stimulieren. Diese befinden sich im Bereich der sogenannten Schwimmhäute, also zwischen den einzelnen Zehen. Die jeweilige Schwimmhaut wird dabei mehrmals in Richtung Fußspitze gezogen und gedehnt. Ein gewisses schneidendes Schmerzgefühl ist nicht zu vermeiden, es sollte aber auch nicht übermäßig zu verspüren sein. Ebenso können die vorderen Abschnitte der Zehennägel der drei mittleren Zehen mit den eigenen Fingernägeln gepreßt werden. Bei eventuellem Fußpilzbefall dieser Areale sollte die Behandlung nicht vorgenommen werden.

Ausführliche Informationen zur Fußreflexzonenbehandlung sowie eine Therapeutenliste sind erhältlich bei der 'Lehrstätte Hanne Marquardt GmbH' (Adresse siehe Anhang).

Rödern

Der Begriff des Röderns für die Mandelabsaugung mittels Saugglocke geht auf den deutschen Arzt Dr. Heinrich

Röder zurück, der die Methode 1912 entwickelte. Das 'Rödern' hilft bei chronischen Mandelentzündungen und lymphatischem Stau im Kopfbereich. Der Lymphfluß zu den Mandeln hin wird verbessert, was einer Lymphdrainage (s.u.) der chronisch entzündeten Areale im Kopf gleichkommt. Rödern ist eine recht einfache Technik: das hierzu verwendete Gerät erinnert an eine kleine gläserne Pfeife mit einer Glasglocke als Kopf, am Ende des etwa 15 cm langen Röhrchens ist ein Saugballon befestigt. Die Glasglocke wird jeweils über die rechte und die linke Gaumenmandel gestülpt, der mittels Gummiballon hergestellte wechselnde Unter- und Überdruck in der Glasglocke melkt die Mandeln aus, so daß sich die Eiterpfröpfe aus den Mandeln lösen und in der innen mit Watte ausgekleideten Glasglocke absetzen. Der Fastenarzt Dr. Buchinger führte bei seinen Fastenpatienten in den 30er Jahren insgesamt 70.000 mal Mandelabsaugungen durch, auch normale Ärzte beherrschten seinerzeit das Rödern. Im Zusammenhang mit dem Fasten bietet es den Vorteil einer kombinierten Gesamtumstimmung des Organismus.

Heute wird das Rödern nur noch von wenigen Heilpraktikern angewendet. Dennoch hat es nichts von seiner Aktualität eingebüßt, nur ist es eben keine modische sanfte Medizin und stößt daher bei Patienten und Behandlern eher auf Skepsis. Als Patient muß man den spontan einsetzenden kurzen Würgereflex beim Absaugen tolerieren. Der Behandler muß geschickt mit dem Gerät umgehen können und die Mandeln gezielt und schnell absaugen. Die Adressen von Heilpraktikern, die die Methode beherrschen, können bei den Heilpraktikerverbänden (s. Anhang) in Erfahrung gebracht werden.

Manuelle Lymphdrainage

Um den Lymphabfluß aus dem Bereich der Nasennebenhöhlen zu aktivieren und so die Kompetenz der lokalen

Abwehrsysteme zu verbessern, eignet sich ergänzend zum Rödern oder für sich die manuelle Lymphdrainage im Kopfbereich. Diese Methode zur Gewebeentstauung und Anregung des Immunsystems wurde in der 30er Jahren des letzten Jahrhunderts von dem Dänen Dr. phil. Emil Vodder entdeckt und entwickelt. Sie hat ihren festen Platz in der manuellen Therapie unserer Tage gefunden.

Vor allem dann, wenn die Entzündung der Nasennebenhöhlen noch nicht zu lange chronifiziert ist, eignet sich die manuelle Lymphdrainage zur ergänzenden Therapie. Es werden Hals, Unterkiefer und Oberlippe behandelt.[46] Zur Verbesserung des tendentiell trägen Lymphabflusses in das venöse Gefäßsystem wird die Lymphe aus diesen Gewebezonen mit leichten, wellenförmigen Streichbewegungen zum Rumpf befördert. Die Drainagegriffe sind zweiphasig: in der sogenannten Schubphase wird die Lymphe mit kreisförmigem Druck zum Rumpf hin bewegt, in der Entspannungsphase wird nur der Hautkontakt gehalten, um einen Rückfluß der Lymphe zu verhindern. Bei der manuellen Lymphdrainge wird das Gewebe nie über seine Elastizität hinaus gedehnt, die Methode ist daher nicht mit einer Massage gleichzusetzen. Meistens arbeiten die Behandler mit einer speziellen Lymphsalbe. Als Erfolg der Behandlung gilt die Entstauung und ein besserer Schleimabgang aus den Nasennebenhöhlen.

Um einen geeignete(n) Behandler(in) zu finden, kann man sich an einen der im Anhang genannten Heilpraktikerverbände wenden. Die Methode wird jedoch auch in krankengymnastischen Praxen ausgeübt. Auf der Internetseite des 'Deutschen Verbandes für Physiotherapie - Zentralverband der Physiotherapeuten/Krankengymnasten (ZVK) e.V.' (www.zvk.org/s/content.php?area=-3) findet sich unter 'Service' → 'Therapeutensuche' eine Liste der in der Lymphdrainage versierten Praxen. Es genügt, im Feld 'Schnellsuche' den Begriff „Lymphdrainage“ einzugeben und unter dem Auswahlpunkt 'Zulassungserweiterung' „Manuelle Lymphdrainage“ auszuwählen. Wichtig ist außerdem die Postleitzahl des Wohnortes, eventuell auch nur die ersten drei oder vier Stellen der PLZ.

Ein englischer Heiler bietet über das Internet eine DVD[47] an, auf der er seine spezielle Technik der Eigenlymphdrainage demonstriert. Auch auf der Internet-Videoplattform 'YouTube' gibt es kürzere Darstellungen der Lymphdrainage, so etwa einen fünfminütigen Film, in dem die Technik im Kopf- und Halsbereich demonstriert wird.[48]

Adressen und Links im Internet:

Verschiedene Heilpraktikerverbände
Fachverband Deutscher Heilpraktiker e.V.
Maarweg 10
D-53123 Bonn
Tel.: +49 (0)228-611049
www.heilpraktiker.org
FDH-Bonn@t-online.de

Freie Heilpraktiker e.V.
Sternwartenstr. 42
D-40223 Düsseldorf
Tel.: +49 (0)211-901729-0
www.freieheilpraktiker.com
BRSFH@t-online.de

Kontakt zu Physiotherapeuten
Deutscher Verband für Physiotherapie -
Zentralverband der Physiotherapeuten/
Krankengymnasten (ZVK) e. V.
Deutzer Freiheit 72-74
D-50679 Köln
Tel.: +49 (0)221-981027-0
info@zvk.org

physioswiss
Stadthof
Centralstrasse 8b
CH-6210 Sursee

Informationen zur Fußreflexzonenbehandlung
Lehrstätte Hanne Marquardt GmbH
Prof.-Domagk-Weg 15
D-78126 Königsfeld-Burgberg
www.fussreflex.de
marquardth@aol.com

Schiele-Bad
Fa. Fritz Schiele
Arzneibäder-Fabrik GmbH
Industriestr. 16 b
D-25462 Rellingen
Tel.: +49 (0)4101-34239

Sinus Buster
SiCap Industries
PO Box 27
Guilderland, NY 12084, USA
www.sinusbuster.com

Emser® Salz-Produkte und -Nasendusche
Siemens GmbH & Co
Arzbacher Straße 78
D-56130 Bad Ems
Telefon: +49 (0)26 03-96 04 0
www.emser.de
E-Mail: siemens-co@t-online.de

Hinweis zu Luffa-Kuren
Dr. med. Arno Thaller
Benzing 6
D-91801 Markt Berolzheim
Telefon: +49 (0)9146/311
ArnoThaller@t-online.de

Informationen zur Mikrobiologischen Therapie
Labor L+S AG / Enterosan
Gesellschaft für Mikrobiologie und biologische Qualitätsprüfung
Mangelsfeld 4
D-97708 Bad Bocklet
Tel.: +49 (0)9708-9100-0
Fax: +49 (0)9708-9100-36
www.enterosan.de

Anmerkungen

[1] www.zeit.de/2007/52/M-Glauben

[2] K. Morgenroth, H. Hildmann, Rhinosinusitis, München, 1984

[3] AG der Wissenschaftlichen Medizinischen Fachgesellschaften, AWMF-Leitlinien-Register Nr. 017/085, 9/'96, 'Die nasale Hyperreaktivität' www.uni-duesseldorf.de/awmf/ll-na/017-058.htm

[4] www.youtube.com/watch?v=I3PtDfzn6Qo& feature=related

[5] J.K. DiBaise et al., 'Role of GERD in chronic resistant sinusitis: A prospective, open label, pilot trial', Am. J. Gastroenterol. 97: 843-850 (2002)

[6] Jürgen Flügge, 'Die biologische Behandlung von Sodbrennen und Reflux', Norderstedt 2007

[7] Deutsche Medizinische Wochenschrift, 02.10.92, S. 1541

[8] AG der Wissenschaftlichen Medizinischen Fachgesellschaften, AWMF-Leitlinien-Register Nr. 007/059, 'Kraniomandibuläre Dysfunktionen' - www.uni-duesseldorf.de/AWMF/ll-na/007-059.htm

[9] J. Karl, 'Das lymphatische System', München 1989, S.43

[10] Dazert et al., 'Entzündungsübertragung zwischen Kieferhöhle und Endokranium', HNO 52, p. 631-634, 7/2004

[11] 'Diagnose und Therapie der Sinusitis und Polyposis nasi', Allergologie 2003; 26: 52-71 / www.uni-duesseldorf.de/WWW/AWMF/ll/061-015.htm

[12] www.aerzteblatt.de/v4/archiv/artikel.asp?id=57813

[13] www.medreports.de/medpdf07/mreport12_07.pdf -- [Seite 7]

[14] www.schwarzkuemmeloel.at/produkte/

[15] Hugo Batt, 'Vegetative Ermüdung als pathogenetisches Prinzip', Bern 1955, S. 95

[16] 'Comparison of decongestive capacity of xylometazoline and pseudoephedrine with rhinomanometry and MRI', Rhinology 2005, 43(3): 205-9
[17] Boenninghaus, 'Hals-Nasen-Ohrenheilkunde', 9. Aufl., Berlin, Heidelberg, New York, S. 212
[18] Frankfurter Allgemeine Zeitung, 'Lebensgefährliche Appetitzügler', 13.12.2000
[19] B. Olesch, 'Richtige Anwendung von Heilerde', Z. Allg. Med., 1997; 73: 282-285
[20] Lancet 349, 1997, S. 683 f.
[21] E. Bitzer, H. Dörning, F. Schwartz, 'Der klinische Erfolg der operativen Korrektur der Nasenscheidewand', Laryngo-Rhino-Otologie 11: 649-655 (1996)
[22] www.clevelandnasalsinus.com/news-sinuplasty-balloon-video.html
[23] www.fda.gov/cdrh/pdf5/K052198.pdf
[24] www.american-rhinologic.org/patientadvocacy.balloon.phtml
[25] www.ncbi.nlm.nih.gov/pubmed/18241714?ordinalpos=1&itool=EntrezSystem2.PEntrez.Pubmed.Pubmed_ResultsPanel.Pubmed_RVDocSum
[26] www.ncbi.nlm.nih.gov/pubmed/18036428?ordinalpos=4&itool=EntrezSystem2.PEntrez.Pubmed.Pubmed_ResultsPanel.Pubmed_RVDocSum
[27] K.-O. Haustein, 'Gesundheitliche Folgen des Passivrauchens', in: 'Rauchen und Nikotin - Raucherschäden und Primärprävention', Nürnberg 2000, S.25
[28] Dr. Ernst-Günter Schultze, Badearzt-Kinderarzt in Wyk auf Föhr, Meeresheilkunde, Kassel 1986
[29] Der Naturarzt, 3/1987
[30] März et al., 'Profile and effectiveness of a phytogenic combination preparation for treatment of sinusitis', Wien Med. Wochenschr. 1999; 149(8-10):202-8

[31] Jürgen Flügge, 'Die biologische Behandlung der Arthrose', Heft 2 der Schriftenreihe Naturheilkunde www.silicea.de/arthrose.html
[32] Rijswijk, van JB, 'Capsaicin in Idiopathic Rhinitis. A hot topic.', Thesis, Erasmus University Rotterdam, 2005
[33] www.youtube.com/watch?v=OLYK9RC1mTw
[34] 'Pepper spray unclogs Sinuses', Wall Street Journal, 20.07.2004
[35] Bauer et al., 'Immunologische in vivo- und in vitro-Untersuchungen mit Echinacea-Extrakten' Arzneimittelforschung 38, 276-281 (1988), zitiert in 'Echinacea', Stuttgart 1990, p.131
[36] R.F. Weiß, 'Lehrbuch der Phytotherapie', Stuttgart 1990
[37] www.tagesspiegel.de/meinung/kommentare/;art141,2141589
[38] R.F. Weiß, 'Lehrbuch der Phytotherapie', Stuttgart 1990, S.294 f.
[39] www.dieuniversitaet-online.at – *ins Suchfeld eingeben*: 'Schwarzer Holunder gegen Erkältung'
[40] J.L. Jackson et.al., 'A meta-analysis of zinc salt lozenges and the common cold'. Arch. Intern. Med. 1997; 157: 2373-2376
[41] Fitzhugh D.J., 'Bromelain treatment decreases neutrophil migration to sites of inflammation'
[42] Guo R. et.al., 'Herbal medicines for the treatment of rhinosinusitis: a systematic review' (2006)
[43] Braun J.M., 'Therapeutic use, efficiency and safety of the proteolytic pineapple enzyme Bromelain-POS in children with acute sinusitis in Germany.' (2005)
[44] www.ncbi.nlm.nih.gov/pubmed/2692576
[45] Beckmann/Rüffer, 'Mikrobiologie des Darmes', Hannover 2000, S. 327
[46] 'Lehrbuch der Manuellen Lymphdrainage nach Dr. Vodder', Band 3, 5. Auflage 1995, S.141

[47] www.distanthealer.co.uk/sinusCD.htm
[48] www.youtube.com/watch?v=t9dGuMzHRMo

Index